Wat elke professional over verslaving moet weten

Jaap van der Stel

Wat elke professional over verslaving moet weten

Derde, herziene druk

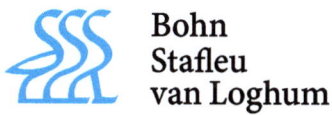

Houten 2017

ISBN 978-90-368-1807-0   ISBN 978-90-368-1808-7 (eBook)
DOI 10.1007/978-90-368-1808-7

© Bohn Stafleu van Loghum, onderdeel van Springer Media B.V. 2007, 2012, 2017
Alle rechten voorbehouden. Niets uit deze uitgave mag worden verveelvoudigd, opgeslagen in een geautomatiseerd gegevensbestand, of openbaar gemaakt, in enige vorm of op enige wijze, hetzij elektronisch, mechanisch, door fotokopieën of opnamen, hetzij op enige andere manier, zonder voorafgaande schriftelijke toestemming van de uitgever.

Voor zover het maken van kopieën uit deze uitgave is toegestaan op grond van artikel 16b Auteurswet j° het Besluit van 20 juni 1974, Stb. 351, zoals gewijzigd bij het Besluit van 23 augustus 1985, Stb. 471 en artikel 17 Auteurswet, dient men de daarvoor wettelijk verschuldigde vergoedingen te voldoen aan de Stichting Reprorecht (Postbus 3060, 2130 KB Hoofddorp). Voor het overnemen van (een) gedeelte(n) uit deze uitgave in bloemlezingen, readers en andere compilatiewerken (artikel 16 Auteurswet) dient men zich tot de uitgever te wenden.

Samensteller(s) en uitgever zijn zich volledig bewust van hun taak een betrouwbare uitgave te verzorgen. Niettemin kunnen zij geen aansprakelijkheid aanvaarden voor drukfouten en andere onjuistheden die eventueel in deze uitgave voorkomen.

NUR 751
Basisontwerp omslag: Studio Bassa, Culemborg
Automatische opmaak: Scientific Publishing Services (P) Ltd., Chennai, India

Bohn Stafleu van Loghum
Het Spoor 2
Postbus 246
3990 GA Houten

www.bsl.nl

Deze publicatie is opgedragen aan psychiater Peter Geerlings (1939–2011), pionier in de drugshulpverlening en jarenlang inspirator van de Nederlandse verslavingszorg

Inhoud

1	**Middelen en gedrag – risico's en problemen**	1
1.1	**Inleiding**	2
1.2	**Gebruik van psychoactieve stoffen**	2
1.3	**Kenmerken van psychoactieve stoffen**	3
1.3.1	Verschillen en overeenkomsten	4
1.3.2	Verslavende werking	5
1.4	**Risico's en ongewenste effecten**	5
1.5	**Epidemiologische gegevens**	7
1.5.1	Algemeen	7
1.5.2	Alcohol	8
1.5.3	Tabak	9
1.5.4	Drugs	10
1.5.5	Internationale vergelijking	13
1.5.6	Gedragsverslavingen, kansspelen	14
2	**Verslavingsstoornissen**	17
2.1	**Inleiding**	18
2.2	**Begrippen**	18
2.2.1	Intoxicatie	19
2.2.2	Onthouding	19
2.2.3	Aan een middel gerelateerde stoornissen	19
2.2.4	Misbruik	20
2.3	**Risicofactoren voor misbruik en verslaving**	21
2.4	**Medische gevolgen van misbruik en verslaving**	21
2.5	**Beloop van verslaving**	23
2.6	**Psychobiologie van verslaving**	24
2.7	**Literatuur bij dit hoofdstuk**	26
3	**Maatschappelijke gevolgen en overheidsbeleid**	33
3.1	**Inleiding**	34
3.2	**Wettelijke kaders**	34
3.3	**Alcoholbeleid**	37
3.4	**Drugsbeleid**	39
3.4.1	Risicobenadering	40
3.4.2	Belang volksgezondheid	40
3.4.3	Strafrechtelijke aanpak	41
3.4.4	Rollen van de diverse overheden	41
3.4.5	Internationale samenwerking	42
3.4.6	Bestrijding drugsgerelateerde criminaliteit	42
3.4.7	Coffeeshops	42
3.4.8	Bestrijding overlast	43
3.4.9	Kosten van beleid	43
3.5	**Beleid met betrekking tot kansspelen**	45
3.6	**Beleid met betrekking tot behandeling en preventie**	46

4	**Behandeling, zorg en herstel bij verslaving**	47
4.1	Inleiding	48
4.2	Structuur van de verslavingszorg	49
4.2.1	Ambulante voorzieningen	50
4.2.2	Klinische voorzieningen	51
4.3	Verslavingszorg in cijfers	52
4.4	Werking van de verslavingszorg	53
4.4.1	Preventie van verslavingsproblemen	53
4.4.2	Hulpverlening aan mensen met een verslaving	59
4.5	Zorg aan mensen met een verslaving	61
4.5.1	Voorbereiden, initiëren en organiseren van hulp	61
4.5.2	Detoxificatie en vervangingsbehandeling	66
4.5.3	Beperken van schade	68
4.5.4	Motiveren tot verandering	70
4.5.5	Voorkomen van terugval	71
4.5.6	Verlenen van praktische zorg	79
4.5.7	Justitiële verslavingszorg	79
4.5.8	Dwang en drang	82
4.5.9	Behandelen van psychiatrische comorbiditeit	84
4.5.10	Jongeren en jongvolwassenen	87
4.5.11	Behandelen volgens wetenschappelijke richtlijnen	89
4.5.12	Ouderen	92
4.5.13	Patiëntenperspectief in beweging	93
4.5.14	Herstel en ervaringsdeskundigheid	95
4.5.15	Monitoring	98
5	**Aanvullende informatie**	99
5.1	Inleiding	100
5.2	Algemeen	100
5.2.1	Nederlandstalig	100
5.2.2	Engelstalig	100
5.3	Organisaties	100
5.3.1	Zelfhulp	101
5.3.2	Zorginstellingen, beroepen en belangen	101
5.3.3	Internationaal	101
5.4	Zorgstandaarden en richtlijnen	101
5.5	Handboeken	101
5.5.1	Nederlandstalig	101
5.5.2	Engelstalig	102
5.6	Tijdschriften	102
5.6.1	Nederlandstalig	102
5.6.2	Engelstalig	102
	Bijlagen	103
	Register	104

Totstandkoming

Deze publicatie kwam tot stand op initiatief en onder verantwoordelijkheid van de Stichting Resultaten Scoren te Amersfoort.

De tekst is in opdracht van Resultaten Scoren geschreven door dr. dr. Jaap van der Stel, thans lector GGZ aan de Hogeschool Leiden.

Een door Resultaten Scoren gevormde commissie van advies heeft de totstandkoming van deze publicatie in verschillende stadia van commentaar voorzien. De verantwoordelijkheid voor de eindtekst berust echter bij het bestuur van Resultaten Scoren, in de persoon van prof. dr. Gabriel Anthonio (voorzitter) en Dr. Wencke de Wildt (penningmeester en secretaris a.i.).

De multidisciplinair samengestelde Commissie van Advies bestond uit:
- mr. dr. Rob Bovens, lector verslavingspreventie Windesheim;
- prof. dr. Anneke Goudriaan, hoogleraar UvA;
- prof. dr. Ingmar Franken, hoogleraar EUR;
- dr. Hein de Haan, eerste geneeskundige Tactus Verslavingszorg;
- dr. Peter Greeven, hoofd behandelzaken Novadic-Kentron;
- Floris Bary, ervaringsdeskundige, lid stuurgroep Resultaten Scoren;
- drs. Wim Buisman, senior advisor.

Inleiding

Iedereen wel op de een of andere wijze te maken met verslaving, verslavingszorg en verslaafde personen. Verslaving komt onder de bevolking veel voor, zeker als we ons realiseren dat miljoenen mensen in Nederland verslaafd zijn aan het roken van sigaretten. Daarnaast is een omvangrijke groep verslaafd aan alcohol of maakt daar (geregeld) misbruik van. En een weliswaar kleinere groep is – vaak hardnekkig – verslaafd aan drugs, zoals heroïne of cocaïne. Vooral deze laatste groep heeft er de afgelopen 35 jaar voor gezorgd dat het thema van deze uitgave nadrukkelijk op de agenda is gezet. Wat het type drugs betreft is de aandacht inmiddels verschoven naar middelen als xtc (MDMA) en GHB. Ook komen gedragsverslavingen met betrekking tot kansspelen op internet meer in beeld.

De verslavingszorg bestaat in de vorm van hulpvoorzieningen aan mensen met alcoholproblemen al meer dan honderd jaar. Sinds de jaren zeventig van de vorige eeuw richt zij zich ook op drugsproblemen. Toch is er pas de laatste twintig jaar sprake van dat deze sector zich professionaliseert. Er zijn nieuwe methodieken ontwikkeld en op werkzaamheid getest, het arsenaal aan geneesmiddelen is uitgebreid, en er vindt geregeld epidemiologisch of meer fundamenteel gericht onderzoek plaats. Ook wordt thans gewerkt aan het opzetten van een nationale databank met data over verslaving. Verder zijn er enkele tientallen protocollen en richtlijnen opgesteld voor de wijze waarop in de zorg *resultaten* kunnen worden *gescoord*. Nieuw is de ontwikkeling van zorgstandaarden voor herstel, hulp en preventie. De afgelopen jaren is er een netwerk tot stand gebracht van instellingen voor onderwijs en onderzoek, die zich specifiek richten op de verslavingszorg of aan verslaving gerelateerde thema's. In eerste instantie hebben de universiteiten zich op dit gebied gemanifesteerd, maar verschillende hbo-instellingen besteden ook aandacht aan verslaving in hun curricula en onderzoek. De aanstelling van lectoren op dit gebied is daarvan een duidelijk signaal.

Nieuw is verder dat (ex-)cliënten zich nadrukkelijk bemoeien met de zorg. Cliënten denken, bijvoorbeeld via cliëntenraden van de instellingen of externe organisaties, mee over het beleid van instellingen, zijn direct betrokken bij het opstellen van nieuwe zorgstandaarden en spelen ook praktisch, als lid van een behandelteam, een steeds belangrijker rol. Ze geven als ervaringswerker of ervaringsdeskundige steun aan cliënten die worstelen met hun verslaving en op zoek zijn naar een nieuwe invulling van hun leven. Mede door de inbreng van (ex-)cliënten hebben de instellingen voor verslavingszorg hun visie op herstel verder ontwikkeld. In het visiedocument van de verslavingszorg (▶ par. 4.5.14) wordt aandacht gegeven aan vier dimensies van herstel: klinisch herstel (de behandeling van het verslavingsgedrag), maatschappelijk herstel (aandacht voor wonen, werken en sociale integratie), functioneel herstel (ontwikkelen van psychische vermogens om met andere mensen doelen te bereiken en jezelf verder te ontwikkelen) en persoonlijk herstel. Bij persoonlijk herstel gaat het om het werken aan een positieve identiteit, ontwikkeling van intrinsieke motivatie en aandacht voor persoonlijke waarden.

Het is de opdracht van de Stichting Resultaten Scoren om zowel binnen als buiten de verslavingszorg actief te opereren om de theoretische bagage en het praktisch kunnen (competenties) van (aanstaande) zorgverleners op een goed niveau te brengen en zo mogelijk te verhogen. Het streven van Resultaten Scoren is dat deze uitgave daarin een spilfunctie vervult.

Het is bedoeld als een handreiking voor kennisoverdracht, bekwaamheidsontwikkeling, onderwijs en opleiding. Resultaten Scoren hoopt hiermee te bevorderen dat de uitvoering van deze activiteiten stoelt op wetenschappelijke gegevens. Met deze uitgave wordt tevens bevorderd dat zo veel mogelijk gebruik wordt gemaakt van de resultaten van onderzoek, kennis- en methodiekontwikkeling die de afgelopen ruim vijftien jaar door en voor de Nederlandse verslavingszorg tot stand zijn gekomen.

Deze derde editie geeft een overzicht van de belangrijkste onderdelen of aspecten van de verslavingszorg – daarbij is ernaar gestreefd de lezer te informeren over wetenschappelijk verantwoorde en toegankelijke bronnen voor nadere studie, onder andere met een overzicht van goede internetbronnen.

Samenvattend: het doel van deze uitgave is om een minimumset aan bronnen ter beschikking te stellen aan alle personen die zich (professioneel of in een lerende of lesgevende rol) in of rond de verslavingszorg bewegen. Wanneer van deze uitgave daadwerkelijk kennis wordt genomen, kan die een belangrijke plaats innemen in de borging (certificering en auditing) van de kwaliteit van de verslavingszorg en de accreditatie van onderwijsinstellingen.

Verantwoording

De selectie van literatuur betreft een overzicht van *actuele* teksten of bronnen over essentiële onderwerpen betreffende verslaving, verslaafde personen en verslavingszorg. Alle geselecteerde teksten voldoen qua leesbaarheid, zorgvuldigheid, consistentie en empirische onderbouwing aan de gangbare normen, zijn niet controversieel, behalve als ze deel uitmaken van een deelverzameling van tegenover elkaar staande opvattingen en de auteurs in het werk- en onderwijsveld worden gewaardeerd als 'gezaghebbend'. De selectie is multidisciplinair georiënteerd, overeenkomstig de beroepenstructuur van de verslavingszorg en de direct aanpalende sectoren. Dit criterium spreekt welhaast voor zich, maar in de praktijk is het lastig gebleken om teksten te vinden die vanuit of voor de niet-academische beroepen zijn opgesteld.

Bij de selectie is ernaar gestreefd ook literatuur bijeen te brengen over het perspectief van de cliënten of patiënten. Op dit vlak is er helaas nog een grote lacune. Een overzicht van de Nederlandstalige handboeken staat achter in deze uitgave als 'aanvullende informatie' vermeld (▶H. 5). Een belangrijke bron is verder het Nederlandse tijdschrift *Verslaving*.

De focus ligt in deze uitgave in de eerste plaats op gebruik en misbruik van en verslaving aan psychoactieve stoffen. De aandacht voor gokproblematiek is beperkter, in overeenstemming met de omvang van deze problematiek ten opzichte van het misbruik van middelen. Hetzelfde geldt voor gedragsvormen die verslavende kenmerken vertonen (zoals excessief internetten). De aandacht voor verslaving aan tabak is naar verhouding ook gering – dit weerspiegelt de historisch lage prioriteit die in de verslavingszorg aan dit overigens omvangrijke probleem wordt gegeven. (NB Dit verandert overigens geleidelijk: er is meer behandelaanbod en patiënten zijn meer gemotiveerd om tegelijkertijd ook het roken aan te pakken; het komt bovendien de behandeling van de andere verslaving ten goede.) Er zijn hierover in de literatuuroverzichten wel referenties opgenomen. Verder zijn geen gegevens opgenomen over het misbruik van stoffen die worden gebruikt als doping, maar ook in het uitgaanscircuit worden gebruikt (zoals anabole steroïden). NB Om ruimte te besparen wordt in de tekst geregeld verwezen naar een website wanneer daar uitmuntende overzichten staan van gegevens, zoals epidemiologische kerngegevens.

Het is belangrijk dat bij het opvragen van literatuur (zoals rapporten of tijdschriftartikelen) bij een bibliotheek eerst wordt gecheckt of die gratis beschikbaar is op internet. Zo zijn rapporten van de overheid, Resultaten Scoren, het Trimbos-instituut, GGZ Nederland en de Wereldgezondheidsorganisatie (WHO) meestal als pdf-bestand te downloaden. Verder is er ook een aanzienlijk aantal artikelen gratis beschikbaar via Pubmed, het belangrijkste databestand voor medische literatuur (▶www.ncbi.nlm.nih.gov/pubmed) of Google Scholar (▶scholar.google.nl). Voor studenten in het hbo en op de universiteit geldt dat zij wetenschappelijke artikelen via hun bibliotheek gratis kunnen aanvragen.

Middelen en gedrag – risico's en problemen

1.1 Inleiding – 2

1.2 Gebruik van psychoactieve stoffen – 2

1.3 Kenmerken van psychoactieve stoffen – 3
1.3.1 Verschillen en overeenkomsten – 4
1.3.2 Verslavende werking – 5

1.4 Risico's en ongewenste effecten – 5

1.5 Epidemiologische gegevens – 7
1.5.1 Algemeen – 7
1.5.2 Alcohol – 8
1.5.3 Tabak – 9
1.5.4 Drugs – 10
1.5.5 Internationale vergelijking – 13
1.5.6 Gedragsverslavingen, kansspelen – 14

© Bohn Stafleu van Loghum, onderdeel van Springer Media B.V. 2017
J. van der Stel, *Wat elke professional over verslaving moet weten*, DOI 10.1007/978-90-368-1808-7_1

1.1 Inleiding

De verslavingszorg richt haar aandacht op het gebruik van middelen en gedragsverslavingen. Denk bij middelen aan zowel legale als illegale psychoactieve stoffen die sociale problemen en gezondheidsproblemen met zich meebrengen en in het bijzonder gerelateerd zijn aan verslaving. Koffie hoort daar dus niet bij, ook al kunnen miljoenen mensen niet zonder, en wordt cafeïne-intoxicatie en -onttrekking wel beschreven in de Diagnostic and Statistical Manual of Mental Disorders 5 (DSM-5, het classificatiesysteem van psychische stoornissen). Alcohol hoort er zeker wel bij: weliswaar kunnen de meeste mensen er redelijk goed mee omgaan, maar de groep die er ernstig door in de problemen raakt, is zeer groot. Ook geneesmiddelen, zoals kalmerende middelen die door patiënten worden misbruikt en waarvan het gebruik verslavende vormen heeft aangenomen, staan in de aandacht.

Bij gedragsverslavingen gaat het om het excessief verrichten van handelingen waarbij de kans bestaat dat deze een verslavend karakter krijgen. Denk hierbij in het bijzonder aan kansspelen, vooral wanneer deze een snelle uitslag geven. Maar ook regulier gedrag, zoals internetgebruik, eten, kopen of seks, kan onder omstandigheden verslavend werken.

Dit hoofdstuk behandelt beknopt enkele achtergronden van het gebruik van middelen (zowel de psychoactieve stoffen als de voornoemde gedragsvormen) en de gebruikers daarvan. Na een algemene introductie wordt nader ingegaan op enkele kenmerken van psychoactieve stoffen en de risico's die gemoeid zijn met het gebruik. Daarna worden enkele kenmerken van gebruikers en epidemiologische gegevens daaromtrent besproken.

1.2 Gebruik van psychoactieve stoffen

Vanaf het moment dat mensen de psychoactieve werking van bepaalde planten hebben ontdekt, hebben ze daar ook regelmatig gebruik van gemaakt. Cannabis, opium en cocaïne worden al heel lang in natuurlijke vorm gebruikt. Ook hebben mensen al lang geleden het genot van alcohol leren kennen. Uit het rottingsproces van overrijpe vruchten ontstaat alcohol, en het was voor de primitieve mensen niet zo moeilijk dit proces zodanig naar hun hand te zetten, dat ze zich al voor de landbouwrevolutie (zo'n 10.000 jaar voor het begin van onze jaartelling) op een reguliere basis van drank konden voorzien.

De mensheid heeft eeuwenlang van dit soort natuurproducten gebruikgemaakt om tegemoet te komen aan de behoefte invloed uit te oefenen op de eigen gemoedstoestand of om rituele (religieuze) functies te vervullen. Ook lukte het door destillatie en andere chemische en fysische processen de werkzame stof eruit te halen. Daardoor was men in staat het effect te versterken. De productie van sterke drank (jenever, brandewijn) werd al in de zestiende eeuw ter hand genomen en nam in de eeuwen daarna een enorm hoge vlucht. Vanaf het einde van de negentiende en het begin van de twintigste eeuw kunnen psychoactieve stoffen ook synthetisch worden bereid. Bekend zijn amfetamine, de barbituraten en methadon. Deze stoffen werden in eerste instantie als geneesmiddel gebruikt. Pas in de tweede helft van de twintigste eeuw verschenen ze op de markt als (illegale) drug. De komst van ecstasy of xtc is daarvan een bekend voorbeeld. De laatste jaren komen regelmatig nieuwe synthetische stoffen op de markt, met soms zeer onvoorspelbare negatieve gevolgen voor de gezondheid. In Nederland bestaat er veel zorg over het gebruik van het narcosemiddel gammahydroxyboterzuur (GHB). Deze stof is moeilijk te doseren en zeer verslavend. Een extra risico is ook dat het gemakkelijk zelf te produceren is.

Ter bescherming tegen riskante stoffen met een psychoactieve werking zijn door samenlevingen allerlei mechanismen ontwikkeld en in praktijk gebracht. Het gebruik is geritualiseerd en omgeven door sociale sancties voor het geval er misbruik van wordt gemaakt. De meeste mensen kunnen of weten zichzelf te beheersen en mede daardoor begrenzen ze het gedrag van volgende generaties. Dat de wereld geenszins ten onder is gegaan aan drank en drugs, ondanks de grote beschikbaarheid ervan en in weerwil van de verleiding van de op te wekken roes, heeft alles met zelfbeheersing te maken, en met het cognitieve vermogen om het bereiken van doelen op langere termijn de voorkeur te geven boven het directe genot van alcohol of drugs. Om de zelfbeheersing te vergemakkelijken hebben mensen al heel lang geleden wetten, regels en rituelen ontwikkeld en toegepast.

> **Literatuur over historische en evolutionaire aspecten van psychoactieve stoffen en verslavingen**
> - Davis, C. (2014). Evolutionary and neuropsychological perspectives on addictive behaviors and addictive substances: Relevance to the "food addiction" construct. *Substance Abuse and Rehabilitation, 5*, 129–137.
> - St John-Smith, P., et al. (2013). Classical and novel psychoactive substances: Rethinking drug misuse from an evolutionary psychiatric perspective. *Human Psychopharmacology, 28*, 394–401.

1.3 Kenmerken van psychoactieve stoffen

Mensen gebruiken psychoactieve stoffen voor hun plezier (als genotmiddel), om zich beter te voelen (zoals wanneer ze zich gespannen of neerslachtig voelen) of om zich in een andere bewustzijnstoestand (als 'roesmiddel') te brengen. Een aantal van die stoffen, zoals de opiaten, cocaïne, cannabis, lsd en de amfetaminen, is onder de term 'drug' apart gezet en valt onder een apart wettelijk regime, de Opiumwet (zie ▶ H. 3).[1]

Onder *psychoactieve stoffen* verstaan we chemicaliën (vaak afgeleid van planten) die direct of indirect een werking hebben op het centraal zenuwstelsel. Ze beïnvloeden de werking van de neuronen. Dat kan ertoe leiden dat psychische functies veranderen. Afhankelijk van de dosis en persoonlijke omstandigheden (zoals leeftijd, geslacht, genetische predispositie en algemene gezondheidstoestand) hebben deze stoffen een neurotoxisch effect en/of een verslavende werking.

Zo gedefinieerd gaat het ook om stoffen die als geneesmiddel worden gebruikt. Ook psychofarmaca, die vanwege hun therapeutische werking voor de behandeling van (neuro)psychiatrische stoornissen in het kader van de (psychische) gezondheidszorg worden gebruikt en als zodanig worden voorgeschreven door een arts, hebben een psychoactieve werking.

---

1   De term 'drug' gebruiken we hier als aanduiding voor alle psychoactieve stoffen die verboden zijn. Alcohol en nicotine zijn dus geen drugs, maar wel psychoactief. In de literatuur en in het dagelijks spraakgebruik spreekt men nog steeds van soft- en harddrugs. Cannabis wordt een 'softdrug' genoemd, hoewel de wet deze term niet kent en spreekt over 'drugs met een aanvaardbaar risico'. De drugs met een 'onaanvaardbaar risico', zoals heroïne, cocaïne of amfetamine, worden 'harddrugs' genoemd. Alcohol en tabak (nicotine) hebben ook onaanvaardbare risico's. Dat ze desondanks niet – als 'drug' – onder de Opiumwet vallen, valt dan ook slechts te verklaren door te wijzen op de historische achtergronden daarvan.

Deze stoffen kunnen – afhankelijk van dosis en duur van het gebruik – ongewenste gevolgen hebben, maar ze zijn als roes- of genotmiddel meestal niet of nauwelijks geschikt (NB Dit geldt niet voor benzodiazepines en in mindere mate methylfenidaat). In de geschiedenis is er echter geregeld grensverkeer geweest: middelen die eerst vooral of uitsluitend fungeerden als geneesmiddel werden later vooral gebruikt of bekend als genotmiddel; het omgekeerde kwam en komt ook voor. Opium, heroïne, cocaïne, GHB, xtc, lsd en cannabis hebben of hadden de status van geneesmiddel, maar staan nu vooral in de belangstelling als (illegale) drug of vanwege het misbruik ervan als genotmiddel. Ook thans wordt in wetenschappelijke experimenten (weer) gezocht naar de farmacologisch nuttige betekenis van middelen als cannabis, lsd of xtc.

Om hersenprocessen te kunnen beïnvloeden is het een vereiste dat deze stoffen, of de afbraakproducten daarvan, na toediening de bloed-hersenbarrière (een membraan dat de hersenen afschermt) passeren. Dat is het geval bij zowel legale middelen (koffie, alcohol, nicotine) als bij de illegale middelen (heroïne, cannabis, cocaïne). Ook van verschillende geneesmiddelen, of stoffen die vroeger die functie hadden, is vastgesteld dat ze een psychoactieve werking hebben. Zo is opium eeuwenlang gebruikt als therapeuticum (onder andere voor pijnbestrijding), voordat het werd toegepast als middel voor het opwekken van een bedwelmende roes.

In de afgelopen vijftien jaar is het scala aan middelen toegenomen. Zo wordt een aantal geneesmiddelen, zoals efedrine, dextromethorfan, lidocaïne, GHB en N_2O (lachgas), in het illegale circuit verkocht als ('smart') drug. Verder worden vluchtige organische verbindingen die in lijmen of oplosmiddelen zitten wel als bedwelmend middel gebruikt.

1.3.1 Verschillen en overeenkomsten

Het is lastig om de stoffen in te delen naar de functie die ze hebben voor de gebruikers. Dit komt doordat het gebruik onderhevig is aan maatschappelijke veranderingen en nieuwe inzichten; bovendien zijn de verwachtingen van de gebruiker en zijn of haar percepties van de effecten ervan hierbij van invloed.

Omdat psychoactieve stoffen op meerdere hersencircuits werken, is het ook moeilijk ze te classificeren aan de hand van hun specifieke werking op (delen of functies van) het centraal zenuwstelsel. Er zijn stoffen met een dempende werking (opiaten, barbituraten, benzodiazepines, GHB, ethanol of alcohol), stoffen met een stimulerende werking (amfetaminen, cocaïne, nicotine, coffeïne of koffie), stoffen met een complexe of ontregelende werking (lsd, mescaline, psilocybine, marihuana, fencyclidine, MDMA of xtc). De meeste stoffen hebben echter meerdere werkingen. De werking op het brein kan verder verschillen al naargelang de dosis en de persoonlijke omstandigheden van de gebruiker.

Hoewel hun werking op de diverse neurale circuits van elkaar verschilt en de toxiciteit bij elk middel een ander profiel laat zien, hebben de meeste psychoactieve stoffen enkele kenmerken met elkaar gemeen. Een belangrijke overeenkomst is dat ze binnen korte tijd een effect sorteren op mentale functies. De snelheid waarmee de psychoactieve stoffen werken, is van belang om de verslavende werking ervan te kunnen begrijpen.

1.3.2 Verslavende werking

Het gebruik van psychoactieve stoffen kan leiden tot verslaving. Denk hierbij aan controleverlies, een sterke hunkering en moeilijk kunnen minderen of stoppen. Maar dat geldt niet voor alle (niet medisch toegepaste of gebruikte) psychoactieve stoffen. Anders gezegd: de middelen verschillen in de kans dat een gebruiker er verslaafd aan raakt. Nicotine (de werkzame stof in tabak) wordt bijvoorbeeld als veel verslavender opgevat als een stof als lsd. Ook GHB is een zeer riskante stof.

Er zijn verschillende factoren die bijdragen aan het risico op verslaving. Naast de *snelheid* waarin het effect optreedt, wordt gewezen op *tolerantie* (doordat het lichaam zich aan de stof aanpast, is er steeds meer nodig), *onthoudingsverschijnselen* (om ongewenste gevolgen van onthouding tegen te gaan wordt het gebruik herhaald) en de hunkering of *craving* die door het middel in het brein wordt geïnduceerd. Hoe verslaving met deze factoren precies samenhangt, en waarom de verslavende werking van psychoactieve stoffen van elkaar verschilt, is nog niet bekend.

Er bestaat ook nog geen gestandaardiseerde test voor de bepaling van de 'verslavende potentie' van een stof bij mensen. De kans op verslaving wordt veelal aangeduid als de kans op psychische en fysieke afhankelijkheid (zie ook ►H. 2). Het is mogelijk dat iemand fysiek afhankelijk is van een middel zonder er in psychische zin verslaafd aan te zijn. Het omgekeerde is ook mogelijk.

Naast het gebruik van psychoactieve stoffen die in potentie een verslavende werking hebben, zijn er in de moderne tijd ook diverse vormen van gedrag geïdentificeerd als potentieel verslavend. Het gokken is op zich al duizenden jaren oud. Pas in de laatste decennia is het *pathologisch* gokken, vooral als er geld mee is gemoeid en de inzet direct leidt tot een uitkomst, onderkend als een aan het gedrag gerelateerde verslaving. Ook seksverslaving, internetverslaving enzovoort vertonen veel overeenkomsten met middelenverslaving. Maar er bestaat nog onenigheid over de vraag of deze verschijnselen allemaal als 'verslaving' mogen worden aangeduid, mede omdat naar deze verslavingen minder onderzoek is gedaan.

1.4 Risico's en ongewenste effecten

Mensen hebben voor zichzelf goede redenen om bepaalde middelen te gebruiken. Ze streven plezier na, willen wakker blijven, zoeken verlichting van pijn of beogen een positieve beïnvloeding van hun gedachten en gevoelens. Toch zijn er even goede redenen om ervan uit te gaan dat psychoactieve stoffen de realisatie van psychische functies negatief beïnvloeden en daardoor risico's en gevaren met zich meebrengen. Alle psychoactieve stoffen zijn in potentie giftig voor het zenuwstelsel (neurotoxisch). De mate waarin dat het geval is, is afhankelijk van de *dosis*, de *wijze* en de *duur* van het gebruik, alsmede van diverse individuele variabelen, zoals leeftijd en geslacht.

Naast de kans op verslaving en somatische aandoeningen bestaat er de kans op (acute en chronische, al dan niet reversibele) verstoring van de normale werking (functioneren) van de hersencellen, verstoring van hersenstructuren (zoals door verlies van hersencellen als gevolg van het gebruik) en het optreden van neuropsychiatrische symptomen. Onder invloed van middelen kunnen motorische handelingen, de spraak, het denken en het gedrag (negatief) worden beïnvloed, en na (chronisch) gebruik komen bij diverse middelen onthoudingsverschijnselen aan het licht.

> **Vragen bij de beoordeling van medische risico's**
> - Is de verstoring van processen in de hersenen van tijdelijke of duurzame aard?
> - Welke interacties met andere psychoactieve stoffen of geneesmiddelen zijn bekend?
> - Welke risico's bestaan er voor specifieke bevolkingsgroepen (leeftijd, geslacht, etniciteit)?
> - Is er een verhoogd risico op het ontstaan of verergeren van neuropsychiatrische symptomen en stoornissen?
> - Hoe groot is de kans op het optreden van verslaving?
> - Wat is de kans op een fatale overdosis?
> - Wat zijn de eventuele (neuro)toxische gevolgen op langere termijn?

Om de invloed van psychoactieve stoffen op het functioneren vast te kunnen stellen, zijn de bevindingen uit cognitief-psychologisch en neuropsychologisch onderzoek van groot belang. Cognitief-psychologisch onderzoek is vooral gericht op de wijze waarop de informatieverwerking direct na inname van een stof wordt beïnvloed, terwijl het neuropsychologisch onderzoek zich vooral bezighoudt met de effecten op langere termijn. De twee benaderingen vullen elkaar aan.

Vaak weten gebruikers al in een vroeg stadium hoe ze een stof moeten toedienen en in welke hoeveelheid. Toch is juist experimenteel gebruik, door veelal jonge mensen, heel riskant. Stoffen verschillen in de mate waarin er sprake is van een snelle of trage werking en of er sprake is van een breed of smal effectief doseringsgebied. Het doseringsgebied geeft aan hoeveel je minimaal nodig hebt om effect te merken en wat het maximum is om directe schade te voorkomen. Wanneer het doseringsgebied smal is, is er een verhoogde kans op een fatale dosis. Kennis hierover is belangrijk om het gevaar van drugs in te schatten, vooral wanneer de gebruikers zelf nauwelijks weten hoe hoog de concentratie van een aangeboden 'standaarddosis' is of niet goed op de hoogte zijn van de tijd die verstrijkt voordat de beoogde werking intreedt.

De snelheid waarmee een effect optreedt, is – behalve van de specifieke eigenschappen van de stof – sterk afhankelijk van de toedieningsvorm en toedieningsweg. Omdat psychoactieve stoffen normaliter door de gebruikers zelf worden gedoseerd en ingenomen, is het belangrijk dat zij in staat zijn zelf een (fatale) overdosis te voorkomen. Dit veronderstelt dat ze hiertoe de mentale vermogens en vaardigheden bezitten, maar ook dat de stof zich goed leent voor een 'veilige' toepassing. Onder veilig verstaan we hier dat bij normaal gebruik een fatale dosis zeer uitzonderlijk is. Alcohol en tabak, maar ook cannabis, zijn hiervan voorbeelden. Dit neemt niet weg dat jongeren of mensen met een psychische stoornis extra risico's lopen op fatale gevolgen.

Het probleem waar de verslavingszorg tegen aanloopt, is dat de gebruikers van veelgebruikte psychoactieve stoffen de acute en ongewenste nevenwerkingen als vrij beperkt inschatten. Zij zijn vaak slecht geïnformeerd over de reversibele en irreversibele nevenwerkingen op langere termijn – of ze negeren deze kennis willens en wetens. Zo is onderzocht of ecstasy of xtc (blijvende) schade aan het serotoninesysteem in de hersenen teweeg kan brengen en daardoor schade kan toebrengen aan geheugenfuncties. Nederlands onderzoek heeft laten zien dat effecten op het geheugen beperkt zijn wanneer wordt gekeken naar een groep die alleen xtc gebruikte (dus geen andere drugs). In andere studies worden wel negatieve effecten gevonden op het verbaal geheugen.

> **Literatuur over psychoactieve stoffen**
>
> Over de farmacologische aspecten van psychoactieve stoffen geeft het volgende boek een goed overzicht:
>
> - McFadden, R. (2015). *Farmacologie*. Amsterdam: Pearson.
>
> Zie over de verslavende werking van snelle toevoer van drugs:
>
> - Allain, F., et al. (2015). How fast and how often: The pharmacokinetics of drug use are decisive in addiction. *Neuroscience & Biobehavioral Reviews, 56*, 166–179.
>
> Zie over de beoordeling van psychoactieve stoffen:
>
> - Amsterdam, J. G. C. van, et al. (2009). *Ranking van drugs. Een vergelijking van de schadelijkheid van drugs*. RIVM-rapport 340001001/2009. Bilthoven: RIVM.
> - Amsterdam, J. van, et al. (2015). European rating of drug harms. *Journal of Psychopharmacology, 29*, 655–660.
>
> Van het misbruik van voorgeschreven medicijnen, waaronder opiaten, geven de volgende artikelen een overzicht:
>
> - Martins, S. S., et al. (2015). Worldwide prevalence and trends in unintentional drug overdose: A systematic review of the literature. *American Journal of Public Health, 105*, e29–49.
> - Amsterdam, J. van & Brink, W. van den. (2015). The misuse of prescription opioids: A threat for Europe? *Current Drug Abuse Reviews, 8*, 3–14.

1.5 Epidemiologische gegevens

1.5.1 Algemeen

Psychoactieve stoffen worden door mensen uit alle lagen of categorieën van de bevolking gebruikt. Wel zijn er verschillen in de mate waarin en de wijze waarop groepen middelen tot zich nemen en/of welk middel hun voorkeur heeft. Het overgrote deel van de volwassen bevolking, en tegenwoordig inclusief een groot deel van de adolescenten, maakt gebruik van alcoholhoudende dranken. Een aanzienlijk deel van de bevolking rookt. Ook maken veel mensen gebruik van cannabis, al is het aantal gebruikers dat dit dagelijks of wekelijks doet kleiner. Wat de andere drugs betreft, gaat het om kleine groepen (enkele tienduizenden) die daaraan (ernstig) verslaafd zijn. Maar daar staat tegenover dat honderdduizenden mensen weleens, enkele keren, of perioden vrij frequent gebruik hebben gemaakt van bijvoorbeeld xtc of cocaïne.

In tegenstelling tot wat vaak wordt gedacht, geldt dat de meeste mensen in het begin van hun gebruikerscarrière niet vanwege persoonlijke problemen ervaringen met sigaretten, alcohol of drugs willen opdoen. Ze doen het uit nieuwsgierigheid, omdat hun vrienden er positief over spreken of omdat het gebruik een stoer of anderszins aantrekkelijk imago heeft. Ook na verloop van tijd geldt dat er slechts bij een minderheid sprake is van een verband tussen gebruik en psychische problemen, maar daarop bestaan wel uitzonderingen. Bij de verboden middelen is het aandeel gebruikers met persoonlijke problemen beslist groter, en bij de groep chronische gebruikers van harddrugs als heroïne of cocaïne heeft de meerderheid naast verslavingsproblemen ook klachten op het gebied van hun lichamelijke of psychische gezondheid, plus dat ze in sociaal opzicht problemen ervaren. Ten dele zijn deze problemen het gevolg van de illegale status van de stoffen waaraan ze verslaafd zijn geraakt.

1.5.2 Alcohol

Alcohol is naast koffie de meest gebruikte psychoactieve stof. Meer dan negentig procent van de bevolking ouder dan twaalf jaar heeft het weleens gebruikt in de vorm van bier, wijn of gedestilleerde drank. Het overgrote deel van hen drinkt daarna ten minste regelmatig; van de actuele drinkers gebruikt twintig procent dagelijks alcohol. Per hoofd van de bevolking wordt jaarlijks ongeveer acht liter *pure* alcohol geconsumeerd (dat is bij benadering 80 liter bier, 20 liter wijn en 4 liter gedestilleerd). In de jaren zeventig en tachtig van de vorige eeuw werd er nog meer gedronken. In vergelijking met andere Europese landen neemt Nederland overigens een middenpositie in; wel neemt Nederland een koppositie in waar het het binge- (of piek)drinken en de frequentie van alcoholgebruik betreft.

De consumptie van alcohol wordt vergemakkelijkt doordat het op talloze plaatsen verkrijgbaar is. Slijterijen leveren slechts een miniem percentage daarvan, en ook de horeca levert minder dan wat gebruikers aanschaffen via de supermarkten. Jongeren verkrijgen hun meeste drank wel via de horeca.

Ofschoon het patroon van alcoholconsumptie in Nederland redelijk stabiel is, vormt het gebruik onder jongeren daarop een uitzondering. Sinds het einde van de jaren negentig van de vorige eeuw is het aandeel jongeren dat (fors) alcohol drinkt, sterk toegenomen; de industrie heeft daaraan bijgedragen door het aanbieden van de populaire (zoete) mixdrankjes. Een probleem dat de preventie van alcoholgebruik onder jongeren hindert, is dat het moeilijk blijkt de wettelijke leeftijdsgrenzen voor de verkoop van drank aan jongeren te handhaven.

Er is sprake van 'zwaar drinken' wanneer iemand één of meer dagen per week minstens zes (mannen) of minstens vier (vrouwen) glazen alcohol drinkt. Zo beschouwd is ongeveer tien procent van de bevolking van twaalf jaar en ouder een zware drinker; het betreft vier keer zoveel mannen als vrouwen en in het bijzonder jongeren tussen 18 en 24 jaar. Alhoewel het overgrote deel van de alcoholdrinkers geen noemenswaardige problemen ervaart die aan hun gebruik kunnen worden toegeschreven, is er een aanzienlijke groep 'probleemdrinkers', die overigens voor het merendeel buiten het zicht van de hulpverlening blijft. Een probleemdrinker definiëren we hier als iemand die in het afgelopen jaar naar eigen bevinding drie of meer problemen met alcoholgebruik heeft ervaren. Probleemdrinkers zijn vaker mannen dan vrouwen; probleemdrinken komt naar verhouding veel voor bij jongeren onder de 25 jaar en bij ouderen vanaf 55 jaar.

Van de volwassen bevolking voldoet naar schatting acht procent aan de diagnostische criteria voor alcoholverslaving of alcoholmisbruik. Het betreft bijna 850.000 personen, ruim vier keer zoveel mannen als vrouwen. Alcoholverslaving gaat vaak samen met een andere psychische stoornis, zoals een angststoornis of depressie.

Men schat dat slechts tien procent van de probleemdrinkers ooit met de (ambulante) verslavingszorg in aanraking komt. Hiernaast komen jaarlijks duizenden personen als gevolg van een aan alcohol gerelateerde aandoening in aanraking met een algemeen ziekenhuis: naast letsel vanwege een ongeval (privésfeer of openbare weg), geweld of automutilatie betreft dit opnames vanwege alcoholische leverziekte, alcoholmisbruik, alcoholverslaving, toxische gevolgen van alcohol of een door alcohol geïndiceerde psychische stoornis. Het aantal probleemdrinkers dat contact heeft met de verslavingszorg staat onder druk door transities in de (psychische) gezondheidszorg. Mede hierdoor wordt het merendeel van de probleemdrinkers gezien door professionals die niet in de traditionele verslavingszorg werken. Denk hierbij bijvoorbeeld aan de praktijkondersteuners van huisartsen (POH'ers).

> **Kosten alcoholgebruik**
> In een rapport uit 2016 om de maatschappelijke kosten en baten van beleidsmaatregelen ter vermindering van alcoholgebruik te analyseren, schatte het RIVM dat de kosten in 2013 ongeveer 2,3 tot 2,9 miljard euro waren als alle kosten en baten van alcohol in geld worden uitgedrukt. Denk hierbij aan de kosten als gevolg van verkeersongevallen, vroegtijdig overlijden aan ziekten die verband houden met alcohol, verlies van levenskwaliteit als gevolg van ziektes die samenhangen met alcohol en verminderde arbeidsproductiviteit, aldus het RIVM.
> Dit bedrag hangt samen met de kosten van een lagere arbeidsproductiviteit, de inzet van politie en justitie, en verkeersongevallen, en verder de kosten van hulpverlening (verslavingszorg, algemene gezondheidszorg), misdrijven en overtredingen (vernielschade, verkeersongevallen en justitiële kosten).
> Zie:
> - Wit, G. A. de, et al. (2016). Maatschappelijke kosten-batenanalyse van beleidsmaatregelen om alcoholgebruik te verminderen. Bilthoven: RIVM. Pdf ▶ www.rivm.nl.

In ▶ par. 1.5.4 staat aanvullend informatie over de kosten van alcohol.

1.5.3 Tabak

Het roken van tabak vindt in Nederland hoofdzakelijk plaats in de vorm van sigaretten. Het roken is in Nederland immens populair geweest, maar sinds de risico's ervan door voorlichtingscampagnes goed voor het voetlicht zijn gebracht, is het percentage rokers onder de bevolking geleidelijk gedaald.

Volgens het CBS gaf in 2015 25 % van de Nederlanders van twaalf jaar en ouder aan wel eens te roken. Van hen rookte 75 % dagelijks. Verhoudingsgewijs zitten de meeste rokers in de leeftijdsgroep tussen de twintig tot dertig jaar; lager opgeleiden roken meer. Zorgwekkend is ook dat negen procent van de zwangere vrouwen rookt. Daardoor worden jaarlijks 15.000 kinderen geboren die blootgesteld zijn aan meeroken tijdens de zwangerschap.

Zie verder over de ontwikkeling van het tabaksgebruik in Nederland (en in vergelijking met andere Europese landen): ▶ www.cbs.nl > zoek naar: tabaksgebruik.

De daling van de laatste jaren wordt toegeschreven aan de verscherping van de wetgeving die het roken in openbare gelegenheden, waaronder werksituaties en de horeca, aan banden heeft gelegd. De daling van het aantal rokers is minder duidelijk waarneembaar onder jongeren. Een probleem bij adolescenten is dat gezondheidsvoorlichting bij hen niet werkt. Ze negeren aangeboden informatie die riskant gedrag zou kunnen stoppen.

> **Zie**
> - Josef, A. K., et al. (2016). Stability and change in risk-taking propensity across the adult life span. *Journal of Personality and Social Psychology, 111*, 430–450.

Het merendeel van de dagelijkse rokers kan als 'afhankelijk van nicotine' worden aangemerkt. Rokers lopen meer risico op sterfte en chronische aandoeningen en jaarlijks sterven meer dan twintigduizend personen direct aan de gevolgen van het roken. Roken is verantwoordelijk voor ongeveer de helft van de totale sterfte aan longkanker, chronische obstructieve longziekte, coronaire hartziekten en beroerte.

1.5.4 Drugs

De gangbaarste drug is cannabis (hasj en marihuana). Het aantal gebruikers onder de bevolking kan niet met eenzelfde mate van betrouwbaarheid worden vastgesteld als bij alcohol. Schattingen van het aantal gebruikers schommelen tussen brede marges. Uitgaande van onderzoek dat in verschillende grote gemeenten is uitgevoerd, kan het aantal gebruikers (vooral cannabis) op maximaal een half miljoen worden geschat, van wie naar schatting tien procent probleemgebruiker is. De indruk bestaat dat het gebruik – in een golvende beweging – in de afgelopen decennia geleidelijk is toegenomen. De schatting van het aantal harddrugsgebruikers is nog moeilijker vanwege de illegaliteit waarmee de handel en het gebruik zijn omgeven. De schattingen variëren sterk en komen tot stand door extrapolatie van lokale steekproeven waarin aan de respondenten wordt gevraagd of zij ooit in hun leven, het afgelopen jaar of de laatste maand een bepaalde drug hebben gebruikt. Cannabis is al jaren ook in de rest van Europa de populairste drug. Volgens het in Lissabon gevestigde Europese waarnemingscentrum European Monitoring Centre for Drugs and Drug Addiction (EMCDDA) hebben inmiddels bijna tachtig miljoen Europeanen ooit cannabis geprobeerd.

Zie voor actuele gegevens over drugsgebruik in Nederland en in vergelijking met andere Europese landen: EMCDDA: ▶www.emcdda.europa.eu.

Het gebruik van de diverse 'harddrugs' is sterk afhankelijk van sociale en culturele trends. Via kleine, in cultureel opzicht vooroplopende groepen voor wie het gebruik van het desbetreffende middel een perfecte uitdrukking is van hun levensstijl en mentaliteit, verspreidt het gebruik zich onder de volgers. Pas daarna krijgt het middel de functie van 'probleemoplosser' voor kansarme en achtergestelde groeperingen. In het afgelopen decennium is op deze wijze de drug xtc als voorloperdrug in de samenleving verspreid geraakt; bij cannabis is eerder hetzelfde gebeurd: die is nu vooral ook populair bij mensen met weinig florissante sociale vooruitzichten. Het verklaart ook waarom drugsgebruik in de beginperiode nog nauwelijks leidt tot hulpvragen. Dat is pas het geval wanneer er een verband is ontstaan met sociale, persoonlijke en vooral juridische problemen. Door de illegaliteit van harddrugsgebruik en de criminaliteit die aan de drugshandel is verbonden, ontstaat al snel een manifeste botsing met maatschappelijke regels. Onbemiddelde drugsgebruikers zijn 'gedwongen' tot verwervingscriminaliteit vanwege het hoge totaalbedrag dat zij moeten neerleggen voor hun drugs.

> **Enkele onderzoeken**
> *Ziektelast neurologische en psychiatrische aandoeningen waaronder verslavingen*
> In een uitgebreide, wereldwijde studie werd recent een overzicht gegeven van de ziektelast als gevolg van psychische en neurologische aandoeningen en die als gevolg van een verslaving. De auteursgroep stelde vast dat de ziektelast op wereldschaal tussen 1990 en 2010 met 41 % was gestegen. Deze aandoeningen zijn verantwoordelijk voor tien procent van alle jaren aan verlies van gezondheid. Daarbij is nog niet eens rekening gehouden met het aanzienlijke aantal mensen dat hierdoor vroegtijdig overlijdt. De sociale en economische kosten komen hier nog bovenop.
> Zie:
> - Patel, V., et al. (2016). Addressing the burden of mental, neurological, and substance use disorders: Key messages from disease control priorities, (3rd ed.). *Lancet, 387*, 1672–1685.

Kosten roken en alcohol
Het Amerikaanse National Cancer Institute heeft in samenwerking met de WHO een rapport uitgebracht over alle economische aspecten met betrekking tot de productie, verkoop en het gebruik van tabak en de wereldwijde kosten. Deze werden geschat op ongeveer 950 miljard euro op jaarbasis, drie keer zo veel als de 'voordelen' ervan in de vorm van belastingopbrengsten. Verwacht werd dat in 2030 jaarlijks acht miljoen mensen voortijdig overlijden als gevolg van roken.
Het rapport *NCI Tobacco Control Monograph Series 21 – The Economics of Tobacco and Tobacco Control* is te downloaden op
- ▶ cancercontrol.cancer.gov/brp/tcrb/monographs/21/docs/m21_complete.pdf.

De aandacht van beleidsmakers gaat vooral uit naar de illegale drugs. Aandacht voor de risico's en economische (zie ook ▶ par. 1.5.2) en gezondheidsschade van alcohol is nog steeds beperkt.
Zie:
- Amsterdam, J. van, & Brink, W. van den. (2013). The high harm score of alcohol. Time for drug policy to be revisited? *Journal of Psychopharmacology, 27,* 248–255.

Nederlands antirookbeleid onder de maat
Jaarlijks sterven in Nederland bijna 25.000 mensen als gevolg van het roken. Dit aantal is inclusief meerokers. Gezondheidsorganisaties maken zich er al jaren veel zorgen over; het aantal rokers in Nederland is in vergelijking met andere Europese landen hoog. De overheid is laks om daar iets tegen te doen (vanwege zorg om 'betutteling') en vat het roken op als een 'leefstijl'.
Zie:
- Framework Convention Alliance (FCA). (2012). Dutch tobacco control: Out of control? Amsterdam: KWF Kankerbestrijding.

Psychische problemen gebruikers cannabis
Volgens een onderzoek van het CBS in 2010 hebben gebruikers van cannabis een minder goede psychische gezondheid dan niet-gebruikers. Zo bleek dat 28 % van de vrouwen en 20 % van de mannen die gebruiken te kampen hebben met psychische problematiek (bij niet-gebruikers was dit de helft minder). De fysieke gezondheid van gebruikers verschilt weinig met die van niet-gebruikers.
Zie:
- CBS: ▶ www.cbs.nl/nl-nl/nieuws/2010/40/cannabisgebruikers-psychisch-ongezonder.

Informatievoorziening
Nationale Drug Monitor
In Nederland bestaat een goed geregelde informatievoorziening over de ontwikkeling van het gebruik van drugs, de omvang van de gebruikersgroepen en de aan het gebruik gerelateerde ziekte en sterfte. Deze gegevens worden ook gebruikt om vergelijkingen te maken met andere landen. Sinds 1999 fungeert de Nationale Drug Monitor (NDM) als de belangrijkste instantie die voor de overheid gegevens verzamelt en daarover jaarlijks rapporteert.

De NDM is ondergebracht bij het Trimbos-instituut, het landelijk kenniscentrum voor psychische gezondheidszorg en verslaving. De rapportages van de NDM zijn een voorbereiding op de jaarlijkse rapportages die Nederland verplicht is op te stellen voor het EMCDDA (zie achterin). De NDM rapporteert ook aan de WHO. Door de werkzaamheden van de NDM is er een goed overzicht en inzicht in ontwikkelingen in het gebruik, de problemen die hieraan gerelateerd zijn, de hulpvraag, gezondheidsrisico's, maatschappelijke schade en ontwikkelingen in wetgeving en beleid.

De rapportages van de NDM met cijfermatige gegevens en analyses over verschuivingen in aantallen gebruikers zijn vrij beschikbaar op de website van het Trimbos-instituut: ▶ www.trimbos.nl – maak vervolgens gebruik van de zoekfunctie.

Zie verder:
- Laar, M. W. van, et al. (2016). *Nationale Drug Monitor*. Jaarbericht 2016. Utrecht/Den Haag: Trimbos-instituut/WODC. Pdf: ▶ www.trimbos.nl.

Jeugdmonitor en peilstationsonderzoek
Het CBS beheert de Landelijke Jeugdmonitor (▶ www.jeugdmonitor.cbs.nl) waarin de situatie van de jeugd in Nederland wordt gevolgd. Hiermee worden beleidsmakers en overheden geïnformeerd over ontwikkelingen en effecten van beleid. Verschillende organisaties leveren data aan. Voor gegevens over alcohol, drugs en tabak is het Trimbos-instituut (alcohol en drugs) verantwoordelijk. Het Trimbos-instituut baseert zich voor wat betreft jongeren op de vierjaarlijkse peilstationsonderzoeken die sinds 1984 in het onderwijs worden gehouden.

Uit het laatste peilstationsonderzoek (2015) bleek het volgende:
- Er is een forse daling van het percentage scholieren van twaalf tot en met zestien jaar dat ooit alcohol of tabak heeft gebruikt. Ook het aantal scholieren dat ervaring had met roken daalde van 33 % naar 23 %. Tevens halveerde het percentage dagelijks rokers van 6 % naar 3 %.
- Het gebruik door jongeren van alcohol in de afgelopen maand was gedaald van 38 % in 2011 naar 26 % in 2015.
- Voor het eerst bleek ook dat bij zestienjarigen sprake was van minder alcoholgebruik, dronkenschap en bingedrinken.
- Hoewel het roken was gedaald waren de e-sigaret en waterpijp populair geworden.
- Tevens was het gebruik van cannabis ooit in het leven tussen 2011 en 2015 gedaald van 14 % naar 10 %. De helft van de jongeren die cannabis gebruikt, rookt minder dan één joint per keer; 20 % van hen rookt meer dan twee joints.
- Van de harddrugs is onder jongeren xtc het populairst. Het betreft 2 % van de populatie. Minder dan 1 % van de jongeren heeft ervaring met andere drugs, zoals cocaïne of amfetamine.
- Verder bleek dat liefst 8 % van de jongeren ooit lachgas (N_2O) had gebruikt; zij ervoeren het nauwelijks als een 'drug', maar als een onschuldig middel.

Zie voor een vergelijking van de Nederlandse scholieren met die in andere Europese landen:
- ESPAD, Europese studie middelengebruik onder scholieren.

Zie verder:
- ▶ www.espad.org.

Een andere studie die zicht geeft op de gezondheid van scholieren (en vergelijkingen maakt met die in andere landen) is:
- de HBSC-Studie (Health Behaviour in School-aged Children).

Zie verder:
- ▶ www.hbsc-nederland.nl/index.php?page=onderzoek.

1.5 · Epidemiologische gegevens

Hier volgt een overzicht van de uitkomsten van recent epidemiologisch onderzoek met betrekking tot drugsgebruik.

> **Nationale Drug Monitor**
>
> In het Jaarbericht 2015 van de NDM staan zeer gedetailleerde samenvattingen van diverse in Nederland uitgevoerde studies naar de prevalentie van het gebruik van drugs en ander middelen. Ook ontwikkelingen in het beleid, wetgeving en de zorgverlening komen hierin aan de orde. Enkele uitkomsten zijn:
> - Volgens een peiling in 2014 zijn er in Nederland een half miljoen cannabisgebruikers. De hulpvraag in verband met dit gebruik bleek sinds 2010 gestabiliseerd. Het gehalte aan tetrahydrocannabinol (THC, de werkzame stof) in nederwiet was stabiel, maar was in hasj gestegen.
> - Cocaïne bleek in het uitgaansleven minder populair dan amfetamine en xtc. De hulpvraag bij de verslavingszorg was gedaald. Verder bleek dat cocaïne nog vaak wordt vermengd met geneesmiddelen, zoals levamisol, een antiwormenmiddel voor dieren.
> - Het aantal problematische opiaatgebruikers was gedaald. In 2008 werd dit aantal nog geschat op 18.000; in 2012 nog op ongeveer 14.000. Ook het aantal opiaatgebruikers in de verslavingszorg was gedaald, en de gemiddelde leeftijd van deze groep was gestegen naar 48 jaar in 2014. Zorgwekkend was dat veel injecterende drugsgebruikers besmet zijn met hepatitis C.
> - Het percentage xtc-gebruikers is relatief hoog. In 2014 hadden 830.000 mensen in Nederland ervaring met deze drug. Ook bleek dat de sterkte van de pillen was toegenomen, alsook het aantal ernstige en fatale incidenten. De hulpvraag nam niet noemenswaardig toe.
> - De belangstelling voor nieuwe psychoactieve stoffen was toegenomen. De NDM gaat specifiek in op het gebruik van GHB. Het middel is goedkoop en makkelijk te verkrijgen. Een probleem is dat de terugval na hulp door de verslavingszorg groot is.
> - Het gebruik van de door artsen voorgeschreven slaap- en kalmeringsmiddelen (vooral benzodiazepines) is relatief hoog onder vrouwen en ouderen. De hulpvraag is evenwel beperkt en stabiel.
>
> Zie:
> - Laar, M. W. van & Ooyen-Houben, M. M. J. van. (Red., 2015). *Nationale Drug Monitor. Jaarbericht 2015*. Utrecht: Trimbos-instituut. Pdf te vinden op ▶ www.trimbos.nl.

1.5.5 Internationale vergelijking

Hier volgt een selectie uit de literatuur waarin Nederlandse gegevens over gebruik en verslaving worden vergeleken met die uit andere Europese landen.

> **Nederland in vergelijking met Europese landen**
>
> Om een beeld te vormen van de prevalentie van het gebruik van middelen en de problemen die zich in Nederland daarbij voordoen, is het belangrijk die gegevens te plaatsen in een Europese context.

Zie hiervoor:
- Wittchen, H. U., et al. (2011). The size and burden of mental disorders and other disorders of the brain in Europe 2010. *European Neuropsychopharmacology, 21*, 655–679.
- Gustavsson, A., et al. (2011). Cost of disorders of the brain in Europe 2010. *European Neuropsychopharmacology, 21*, 718–779.
- Dom, G., et al. (2016). The impact of the 2008 economic crisis on substance use patterns in the countries of the European Union. *International Journal of Environmental Research and Public Health, 13*, E122.

1.5.6 Gedragsverslavingen, kansspelen

Tot in de jaren tachtig van de vorige eeuw beperkte de aandacht van de verslavingszorg zich uitsluitend tot de verslaving aan psychoactieve stoffen, vooral alcohol en in de Opiumwet genoemde drugs. Daarna groeide het besef dat mensen ook ernstig aan vormen van gedrag verslaafd kunnen raken, zoals excessief gokken, met vergelijkbare gevolgen als de traditionele verslavingen. Veel processen, waaronder hersenprocessen, bleken identiek te zijn. Inmiddels richt de aandacht zich naast pathologisch gokken ook op kleptomanie, dwangmatig seksueel gedrag of spullen kopen, internetverslaving, eetstoornissen en gameverslaving.

Literatuur over gedragsverslavingen
- Grant, J. E. & Chamberlain, S. R. (2014). Impulsive action and impulsive choice across substance and behavioral addictions: Cause or consequence? *Addictive Behaviors, 39*, 1632–1639.

Zie voor aanvullende literatuur verder ▶ par. 2.7 > Gokstoornis en gedragsverslavingen.

Kansspelen
Ook al richt de aandacht zich in deze uitgave vooral op het gebruik van middelen, het is toch goed ook de onderstaande epidemiologische gegevens te presenteren over kansspelen (gokken).
In Nederland is recent onderzocht in hoeverre kansspelen (gokken) verslavend werken en in hoeverre preventie mogelijk is. Uitkomsten hiervan waren de volgende:
- Uit een in 2016 gehouden meting bleek dat 62 % van de Nederlandse bevolking van 16 jaar en ouder in het afgelopen jaar had deelgenomen aan een kansspel, vooral loterijen. Slechts 4 % had deelgenomen aan illegale kansspelen.
- Met 79.000 probleemspelers leken er in 2016 meer problematische spelers te zijn dan in 2005. Daarnaast waren er 96.000 risicospelers.
- Onder de verslaafde personen bevonden zich relatief veel ongehuwde mannen en lageropgeleiden.

Zie:
- Kruize, A., et al. (2016). *Modernisering kansspelbeleid. Nulmeting 2016*. Groningen-Rotterdam: INTRAVAL. Pdf: ▶ www.intraval.nl/nl/a/a86.html.

Illegaal gokken

In de afgelopen vijftien jaar heeft het (illegaal) gokken via internet een hoge vlucht genomen; de rol van de illegale casino's is teruggedrongen. In een in 2009 gepubliceerd onderzoek werd een overzicht gegeven van de omvang van het illegale gokken en in het bijzonder van de internetkansspelen daarin. De opbrengsten van dit gokken bleken toen even groot als die van de Sponsorloterij. De onderzoekers gaven als advies om het beleid te richten op de internetkansspelen waarbij sprake is van:
- de (veruit) hoogste spelopbrengst;
- de hoogste deelname;
- de hoogste spelfrequentie;
- de hoogste gemiddelde winst;
- het hoogste gemiddelde verlies;
- risico's van verslaving door het short-odd-karakter. NB Short-odd-kansspelen, zoals casinospelen, laten snel resultaat zien. Deze spelen verhogen het risico op verslaving.

Zie verder:
- Homburg, G. H. J., & Oranje, E. (2009). *Aard en omvang van illegale kansspelen in Nederland*. Amsterdam: Regioplan Beleidsonderzoek.

Verslavingsstoornissen

2.1 Inleiding – 18

2.2 Begrippen – 18
2.2.1 Intoxicatie – 19
2.2.2 Onthouding – 19
2.2.3 Aan een middel gerelateerde stoornissen – 19
2.2.4 Misbruik – 20

2.3 Risicofactoren voor misbruik en verslaving – 21

2.4 Medische gevolgen van misbruik en verslaving – 21

2.5 Beloop van verslaving – 23

2.6 Psychobiologie van verslaving – 24

2.7 Literatuur bij dit hoofdstuk – 26

© Bohn Stafleu van Loghum, onderdeel van Springer Media B.V. 2017
J. van der Stel, *Wat elke professional over verslaving moet weten*, DOI 10.1007/978-90-368-1808-7_2

2.1 Inleiding

In dit hoofdstuk gaan we in op verslavingsstoornissen, al dan niet gerelateerd aan een middel. In de voorlaatste versie van de DSM (het psychiatrisch classificatiesysteem) werd onderscheid gemaakt tussen misbruik (van middelen) en afhankelijkheid (synoniem voor verslaving) daarvan. Dit onderscheid is in de DSM-5, de nu geldende editie, weggelaten. De term misbruik komt in de dagelijkse praktijk echter veelvuldig voor, waardoor deze in het onderstaande overzicht nog wel wordt gebruikt.

In ▶ par. 2.6 over de psychobiologie van verslaving wordt ingegaan op nieuwe wetenschappelijke inzichten. Het hoofdstuk eindigt met een paragraaf met diverse verwijzingen naar aanvullende literatuur.

2.2 Begrippen

In 1964 heeft de WHO de term 'addiction' vervangen door het woord 'dependence' (afhankelijkheid). De term verslaving (addiction) kwam in de DSM dan ook niet voor. Toch spreken we in het dagelijks spraakgebruik, maar ook in de verslavingszorg en psychische gezondheidszorg en daarom ook in deze uitgave, nog steeds over 'verslaving' en 'verslaafde' personen. Hier komt bij dat in de wetenschappelijke literatuur deze term geenszins is uitgebannen. In de Nederlandse editie van de DSM-5 is de term verslaving echter weer gangbaar.

Er is jaren gewerkt aan een nieuwe DSM-classificatie van verslaving, de DSM-5. Voor stoornissen in verband met middelen betekent de nieuwe versie het volgende:

- De categorieën misbruik en afhankelijkheid zijn afgeschaft en vervangen door een nieuwe categorie: aan middelen gerelateerde stoornissen.
- Door de categorie afhankelijkheid af te schaffen, kan een beter onderscheid worden gemaakt tussen het dwangmatig drugszoekende gedrag en normale reacties als tolerantie en onthouding die patiënten ervaren die voorgeschreven medicijnen gebruiken ten behoeve van hun zenuwgestel.
- Er is voorts een categorie gedragsmatige verslavingen opgenomen, met als enige voorbeeld gokken. Voor de opname van andere verslavende gedragingen, zoals gamen, is nog onvoldoende bewijs.

Nieuw is ook de toevoeging van dimensionale beoordelingen van de ernst van de symptomen, én er is meer aandacht voor symptomen die bij meerdere aandoeningen optreden.

De DSM-5 geeft dus criteria voor stoornissen die door het middel teweeg worden gebracht (intoxicatie en onttrekking) en stoornissen in het gebruik van een middel die leiden tot een stoornis.[1] De onderstaande algemene criteria zijn deels nog gebaseerd op de DSM-IV-TR.

---

1 Een ander wereldwijd gebruikt classificatiesysteem van ziekten, dat overigens goed aansluit op de DSM-IV-TR, is het door de WHO ontwikkelde ICD-10 (International Classification of Diseases). Zie ook: ▶ www.volksgezondheidenzorg.info.

2.2.1 Intoxicatie

Onder *intoxicatie door een middel* verstaan we het ontstaan van een reversibel (omkeerbaar) middelspecifiek syndroom als gevolg van recent gebruik van (of blootstelling aan) een middel. De intoxicatie gaat gepaard met gedragsveranderingen, of psychische veranderingen die ontstaan door het effect van het middel op het centraal zenuwstelsel. Deze veranderingen ontstaan tijdens of kort na het gebruik van het middel en zijn steeds duidelijker onaangepast. Bij een intoxicatie zijn de symptomen niet het gevolg van een somatische aandoening; ze zijn ook niet toe te schrijven aan een andere psychische stoornis.

2.2.2 Onthouding

Onder *onthouding van een middel* verstaan we de ontwikkeling van een middelspecifiek syndroom als gevolg van het staken (of verminderen) van het gebruik van het middel dat daarvoor aanzienlijk en van lange duur is geweest. Kenmerkend is dat het middelspecifieke syndroom in significante mate lijden of beperkingen veroorzaakt in het sociaal of beroepsmatig functioneren of het functioneren op belangrijke andere terreinen. En de symptomen zijn niet het gevolg van een somatische aandoening en zijn niet eerder toe te schrijven aan een andere psychische stoornis.

2.2.3 Aan een middel gerelateerde stoornissen

Onder een *aan een middel gerelateerde stoornis* verstaan we een patroon van onaangepast gebruik van een middel, dat significante beperkingen of lijden veroorzaakt. Zo'n patroon blijkt als enkele van de hiernavolgende kenmerken zich op een willekeurig moment in een jaar voordoen. In de eerste plaats betreft dat het optreden van *tolerantie*. Kenmerkend hiervoor is dat er een behoefte is ontstaan aan duidelijk toenemende hoeveelheden van het middel om een intoxicatie of de gewenste werking te bereiken. Een ander kenmerk is een duidelijk verminderd effect bij voortgezet gebruik van dezelfde hoeveelheid van het middel.

In de tweede plaats wordt het patroon gekenmerkt door *onthoudingsverschijnselen*. Kenmerkend hiervoor zijn het optreden van het voor het middel karakteristieke onthoudingssyndroom (de onthoudingsverschijnselen van bijvoorbeeld alcohol, nicotine of heroïne verschillen van elkaar). Een ander kenmerk is dat de persoon probeert hetzelfde (of een nauw hiermee verwant) middel te gebruiken om onthoudingsverschijnselen te verlichten of te vermijden.

Andere kenmerken van een aan een middel gerelateerde stoornis zijn:
- Het middel wordt vaak in grotere hoeveelheden of gedurende een langere tijd gebruikt dan het plan was.
- Er bestaat de aanhoudende wens of er zijn weinig succesvolle pogingen om het gebruik van het middel te verminderen of in de hand te houden.
- Een groot deel van de tijd gaat op aan activiteiten die nodig zijn om aan het middel te komen of aan het herstel van de effecten ervan.
- Belangrijke sociale of beroepsmatige bezigheden of vrijetijdsbesteding worden opgegeven of verminderd vanwege het gebruik van het middel.
- Het gebruik van het middel wordt gecontinueerd ondanks de wetenschap dat er een hardnekkig of terugkerend sociaal, psychisch of lichamelijk probleem is dat waarschijnlijk veroorzaakt of vererger wordt door het middel.

2.2.4 Misbruik

Onder *misbruik van een middel* verstaan we een patroon van het onaangepast gebruik van een middel dat leidt tot significante beperkingen of lijden. Om een inschatting te maken neemt men de periode van een jaar. Kenmerkend hiervoor is dat er sprake is van herhaaldelijk gebruik van het middel, waardoor het niet meer lukt om in belangrijke mate te voldoen aan verplichtingen op het werk, school of thuis. Andere kenmerken zijn: herhaaldelijk gebruik van het middel in situaties waarin het fysiek gevaarlijk is en herhaaldelijk, gerelateerd aan het gebruik van het middel, in aanraking komen met justitie. Een ander kenmerk is het voortdurend gebruik van het middel ondanks aanhoudende of terugkerende problemen op sociaal of intermenselijk terrein. Deze laatste problemen worden bij misbruik veroorzaakt of verergerd door de effecten van het middel.

> **Nadere specificaties volgens de DSM-5**
> In het *Beknopt overzicht van de criteria DSM-5* worden nadere specificaties gegeven van de begripsdefinities van de symptomen van afhankelijkheid en intoxicatie- en onttrekkingsverschijnselen van alcohol, cafeïne, cannabis, fencyclidine of een ander hallucinogeen, een inhalantium (dit betreft een stof die via inademing wordt toegediend, bijvoorbeeld een oplosmiddel), een opioïde, een hypnoticum of anxiolyticum, een stimulantium, tabak of een ander (of onbekend) middel. Ook de gokstoornis is in de DSM-5 geclassificeerd.
> Zie over de (geschiedenis van de) DSM-5:
> - American Psychiatric Association. (2014). *Beknopt overzicht van de criteria DSM-5*. Amsterdam: Boom.
> - Robinson, S. M., & Adinoff, B. (2016). The classification of substance use disorders: Historical, contextual, and conceptual considerations. *Behavioral Science (Basel), 6*, E18.

Traditioneel werd onderscheid gemaakt tussen psychische en lichamelijke afhankelijkheid. Tegenwoordig is dit onderscheid omstreden. Omdat de termen in de praktijk nog vaak worden gebruikt, geven we hier een toelichting.

> **Psychische en lichamelijke afhankelijkheid**
> Van *psychische* afhankelijkheid of verslaving is sprake wanneer (het gebruik van) de stof zo'n belangrijke plaats in het leven inneemt dat de betrokkene denkt en voelt er niet zonder te kunnen. Hij of zij voelt zich gedwongen driftig naar het middel op zoek te gaan en het snel te gebruiken, ook al heeft dit ongunstige en ongewenste gevolgen. Psychoactieve stoffen kunnen psychische afhankelijkheid teweegbrengen doordat ze bijdragen aan onder andere reductie van angst en spanning, extase, euforie of andere plezierige stemmingsveranderingen, gevoelens van toegenomen mentale en/of fysieke vermogens, én verandering van zintuiglijke waarnemingen.
> Aandachtspunt in dit verband is in de eerste plaats *sensitisatie*. Dit is het fenomeen dat na herhaald gebruik bepaalde psychomotorische en prikkelende, motiverende effecten van de psychoactieve stof toenemen. Andere aandachtspunten zijn: de *inschatting* door de gebruiker (zoals de hunkering of *craving* naar de stof), het *aantal* verslaafde personen op het totale aantal gebruikers en de *gemiddelde duur* van de periode tussen experimenteel gebruik en het moment dat psychische afhankelijkheid intreedt.

Van *fysieke* afhankelijkheid is sprake wanneer de hersenen en het lichaam zich zodanig hebben aangepast aan de (voortdurende) blootstelling aan de stof, dat de herhaalde toediening nodig is om onthoudingssymptomen tegen te gaan. Aandachtspunten hierbij zijn: *tolerantie* (de noodzaak om de dosis te verhogen om hetzelfde effect te bereiken), *onthoudingsverschijnselen*, de *halfwaardetijd* van het middel (hoe lang duurt het voordat de helft van de ingenomen hoeveelheid het lichaam heeft verlaten of is afgebroken) en de zogenaamde *reboundeffecten*. Deze laatste hebben betrekking op de symptomen die de aanleiding waren voor het gebruik; deze komen na onthouding in verhevigde mate terug – dit treedt bijvoorbeeld op bij slaapmiddelen.

2.3 Risicofactoren voor misbruik en verslaving

Voor misbruik van middelen of verslaving zijn tal van risicofactoren aan te geven. Deze kunnen in vier groepen worden onderverdeeld. In de eerste plaats zijn er risico's die gerelateerd zijn aan *cultuur* en *samenleving*. Denk hierbij aan wetten die het gebruik bevorderen of op zijn minst mogelijk maken, sociale normen die gebruik bevorderen, de beschikbaarheid van het middel of buitengewoon slechte economische omstandigheden.

In de tweede plaats zijn er *interpersoonlijke* factoren. Voorbeelden hiervan zijn gebruik door ouders of gezinsleden, een positieve houding van het gezin of de familie tegenover gebruik, slechte of verkeerde gezinsomstandigheden, ruzie in het gezin en scheiding, afwijzing door vrienden of een relatie hebben met vrienden die gebruiken.

In de derde plaats kunnen er *psychosociale* factoren worden onderscheiden. Deze hebben betrekking op onder andere vroeg en aanhoudend probleemgedrag, falen op school of in een opleiding, slecht contact met school, opstandigheid, een positieve houding tegenover gebruik, en op jonge leeftijd met gebruik beginnen.

In de vierde plaats zijn er de zogenoemde *biogenetische* factoren. Deze betreffen de erfelijk bepaalde kwetsbaarheid en de psychofysiologische kwetsbaarheid voor effecten van middelen.

Risico's duiden op een grotere kans. Ze leiden niet zonder meer tot ongewenste situaties. Andere factoren kunnen iemand juist weerbaar of veerkrachtig maken, of risico's compenseren. Dit houdt in dat iemand die zich daadwerkelijk in een gevarenzone bevindt en riskant gedrag vertoont, ook in staat is daarvan te herstellen. Spontaan of zelf geïnitieerd herstel, *zonder tussenkomst van artsen of andere hulpverleners*, komt geregeld voor (zie ook ▶ par. 2.5).

2.4 Medische gevolgen van misbruik en verslaving

Wat betreft de *medische* gevolgen van het gebruik van middelen wordt onderscheid gemaakt tussen stoornissen *in* het gebruik van een middel en stoornissen *door* het gebruik van een middel, maar het onderscheid is niet scherp aan te geven. Bij het eerste gaat het om de kenmerken zoals die in de DSM-5 zijn beschreven. Bij het laatste gaat het om secundaire gevolgen die niet inherent aan de verslaving of afhankelijkheid verbonden zijn. Bij elkaar genomen gaat het om intoxicatie, onthoudingsverschijnselen, delier, amnestische stoornis,

psychotische stoornis, stemmingsstoornis, angststoornis, seksuele disfunctie en slaapstoornis. Bij de beschrijving van de medische gevolgen is het zinvol onderscheid te maken tussen:
a. de acute effecten (alsmede effecten kort na gebruik) en de chronische effecten;
b. wijze van gebruik en dosis;
c. misbruik, afhankelijkheid en het beloop daarvan;
d. onthoudingsverschijnselen;
e. middelspecifieke behandeling van intoxicatie, afhankelijkheid en ontwenningsverschijnselen.

Er zijn wat betreft de lichamelijke effecten van bijvoorbeeld alcoholgebruik individuele verschillen op grond van lichaamsgewicht, geslacht, consumptieniveau, drinkgeschiedenis, de actuele voedingstoestand en de mate van vermoeidheid.

> **Verantwoord alcoholgebruik**
> In 2015 publiceerde de Gezondheidsraad de richtlijnen voor goede voeding. Daarin stonden onder andere adviezen voor verantwoord gebruik van alcohol. De Raad adviseerde voor gezonde volwassenen: maximaal 1 glas (eenheid) alcoholhoudende drank per dag. Wie meer drinkt, loopt meer kans op hoge bloeddruk, kanker of een hersenbloeding. Daarmee is de richtlijn strenger geworden dan een in 2006 uitgebracht advies.
> Zie verder:
> — ▶ www.gezondheidsraad.nl/nl/taak-werkwijze/werkterrein/gezonde-voeding/richtlijnen-goede-voeding-2015.

Een thema dat recent veel aandacht heeft gekregen is het verhoogde risico van het gebruik van alcohol en drugs op een verstoorde ontwikkeling van de hersenen van adolescenten. Deze leeftijdsgroep is niet alleen kwetsbaar doordat de betrokkenen eerder bereid zijn aanzienlijke risico's te nemen, maar ook doordat zich juist in de adolescentie grote veranderingen voordoen in de hersenen. In combinatie met het gebruik van alcohol of drugs kan dat leiden tot een verhoogd risico op toekomstige verslaving, maar ook op duurzame beschadigingen van neurale circuits.

Voor sommige gebruikers (zwangere vrouwen, mensen met leveraandoeningen en ouderen) ligt de veilige grens overigens veel lager. Dat houdt in dat ook een lagere gemiddelde consumptie een reden kan zijn om aan het gebruik aandacht te besteden. Dit geldt in het bijzonder bij: (een geschiedenis van) epilepsie, polyneuropathie, hypertensie, een maagoperatie, leverstoornissen, bepaalde medicaties, zwangerschap en alcoholproblemen in de familie. Piekdrinken (*binge drinking*) kan heel gevaarlijk zijn, ook al is de gemiddelde consumptie laag. Het vormt niet alleen een zware belasting van het lichaam, maar kan ook leiden tot gevaarlijk gedrag voor de drinker en zijn of haar omgeving. Drinken om slapeloosheid, angst of depressie te verdrijven kan leiden tot duurzame alcoholproblemen: de persoon raakt in psychisch en lichamelijk opzicht gewend aan deze vorm van probleemoplossing en ook het sociale leven gaat zich hier steeds meer op instellen.

Van sommige middelen is bekend dat ze nooit veilig kunnen worden gebruikt. Zo brengt al heel licht roken (ook meeroken in een slecht geventileerde ruimte) schade aan het lichaam toe.

> **Levensverwachting**
> De levensverwachting van mensen met psychische stoornissen, waaronder verslaving, ligt gemiddeld fors lager dan die van de algemene bevolking.
> Zie:
> - Whiteford, H. A., et al. (2013). Global burden of disease attributable to mental and substance use disorders: Findings from the global burden of disease study 2010. *Lancet, 382,* 1575–1586.
> - Charlson, F. J., et al. (2016). Mortality from mental, neurological, and substance use disorders in the global burden of disease study 2010. In V. Patel, et al. (Eds.), *Mental, neurological, and substance use disorders: Disease control priorities* (3rd ed, Vol. 4). Washington (DC): The International Bank for Reconstruction and Development/The World Bank, Chapter 3.
> - Callaghan, R. C., et al. (2016). The prominence of smoking-related mortality among individuals with alcohol- or drug-use disorders. *Drug and Alcohol Review,* Epub ahead of print.

> **Volksgezondheidenzorg.info**
> Veel informatie over de gevolgen van misbruik van of verslaving aan middelen en kwantitatieve gegevens zijn te vinden op de website van het Centrum Gezondheid en Maatschappij van het Rijksinstituut voor Volksgezondheid en Milieu (RIVM), voorheen het Nationaal Kompas Volksgezondheid: ▶ www.volksgezondheidenzorg.info.

2.5 Beloop van verslaving

Het beloop van verslaving aan middelen is niet voor iedereen gelijk: er zijn grote verschillen tussen mensen. Zo blijkt dat (afhankelijk van de leeftijd) een groot deel van degenen die voldoen aan de criteria voor alcoholverslaving, daar na een jaar niet meer aan beantwoordt. Omdat er in het merendeel van deze gevallen geen specifieke behandeling heeft plaatsgevonden, betekent dat dat verslaving ook 'vanzelf' kan overgaan. Dit natuurlijke beloop wordt ook wel aangeduid als spontaan herstel. De verslavingszorg richt zich dan ook op die minderheid waarbij spontaan herstel niet is opgetreden – in het algemeen betreft dit mensen met een langdurige stoornis in middelengebruik.

In de ontwikkeling van een ernstige verslaving kunnen diverse fasen worden onderscheiden, waarop hulpverleners hun interventies tegenwoordig zo goed mogelijk proberen af te stemmen. Een andere belangrijke observatie is dat verslaving zich – wanneer deze chronisch is – in de verschillende levensfasen op verschillende manieren uit. Onderzoekers proberen er zicht op te krijgen welke mechanismen en determinanten een rol spelen bij de faseovergangen in het beloop van een verslaving en die de uitingsvormen van verslaving kunnen verklaren.

2.6 Psychobiologie van verslaving

Verslaving vatten we op als een ernstige consequentie van herhaald middelengebruik: een persistente toestand, waarin de betrokkene niet langer de controle heeft over het gebruik, ook als dit gepaard gaat met ernstige negatieve gevolgen. Kenmerkend voor verslaving is een chronisch risico op terugval. Deze wordt vaak geïnitieerd door de blootstelling aan relevante signalen (*cues*), zoals anderen zien drinken, of terechtkomen in psychische stress, die vroeger aanleiding waren om te gebruiken.

De laatste jaren is meer bekend geworden over de biologische mechanismen van verslaving. Wetenschappers zijn nu in staat om de typische verslavingsverschijnselen, zoals hunkering (*craving*), tolerantie, sensitisatie, bekrachtiging (*reinforcement*), afhankelijkheid en onthouding in biologische en psychologische modellen te beschrijven. Dit laat onverlet dat er nog veel onbekend is, wat roept om nader onderzoek.[2]

Verslaving kenmerkt zich door dwangmatig gebruik van psychoactieve stoffen – een persistente toestand gezien het feit dat behandeling of andersoortige pogingen om het gebruik te stoppen of te verminderen vaak niet succesvol zijn. Neurowetenschappers zoeken naar de systemen in de hersenen die verslaving en verslavingsgedrag mogelijk maken. Ze hopen dat kennis over deze systemen en de mechanismen die daarin werken een verklaring kan bieden voor de verschijnselen op gedragsniveau. Kennis daarover is nodig voor werkzame therapieën met zo min mogelijk bijwerkingen die het chronische karakter van verslaving ondermijnen, door bijvoorbeeld de kans op terugval te verkleinen.

Om verslaving te kunnen begrijpen, moeten we eerst kennisnemen van de wijze waarop organismen normaliter, nog voordat ze in aanraking komen met psychoactieve stoffen, reageren op de consumptie van voedsel of bijvoorbeeld op de ervaring van seks. Organismen eten of drinken niet *omdat* ze anders niet blijven leven, en ze doen niet aan seks omdat hun soort anders zou afsterven, maar *omdat* de consumptie ervan hen beloont: ze ervaren positieve emoties (plezier), en als gevolg daarvan *leren* ze wat (in de toekomst) voor hen belonende doelen zijn, of welke voor hen minder waard zijn om na te streven. Tevens leren ze welke signalen in de omgeving goed voorspellen waar en wanneer ze hun *begeerde* objecten van consumptie kunnen bemachtigen, en wat ze daarvoor moeten doen. Wanneer deze voorspellingen uitkomen, neemt de kans toe dat de gedragingen die nodig zijn om een specifieke beloning te realiseren, vaker worden uitgevoerd. Het organisme leert tevens de diverse beloningen die aan de consumptie van afzonderlijke objecten kleven te *waarderen*, en te verbinden met de (motivationele) energie die het bereid is te besteden om het object te bemachtigen. Een belangrijke input daarbij vormen signalen uit het lichaam over de toestand waarin het zich bevindt, zoals tekort aan voedsel of vocht, of de door hormonale systemen geregelde behoefte aan seks. Het beloningssysteem zorgt er normaliter voor dat het organisme de basale levensbehoeften realiseert, niets tekortkomt en de aandacht verdeelt over meerdere objecten.

De uitkomsten van verschillende onderzoekingen hebben geleid tot de hypothese dat het voor verslaving karakteristiek is dat de neurale netwerken en processen die normaliter betrokken zijn bij het leren op basis van beloningen, op een pathologische wijze 'in beslag worden genomen'. Onderzoekers wijzen met name op neurale circuits in de voorhersenen, in

---

2 Belangrijke wetenschappelijke disciplines in dit verband zijn de neurobiologie, die onderzoek doet naar het gedrag van neuronale netwerken onder invloed van psychoactieve stoffen, en de neuropsychologie, die nagaat hoe psychoactieve stoffen van invloed zijn op de functies van hersensystemen. Met de term 'psychobiologie' duiden we de samenvoeging van deze twee disciplines aan.

het bijzonder het ventrale en dorsale striatum en de prefrontale cortex, waarbij men veronderstelt dat de moleculaire en cellulaire veranderingen die daarin optreden bij aanhoudend en dwangmatig gebruik van psychoactieve stoffen signalen krijgen van de dopamineneuronen die in de middenhersenen zijn gelokaliseerd. Weliswaar heeft elke psychoactieve stof specifieke aangrijpingspunten in de hersenen, maar hoe ze ook de werking van de circuits in de midden- en voorhersenen beïnvloeden, uiteindelijk leidt dit tot eenzelfde uitkomst.

Het beloningssysteem is geëvolueerd in natuurlijke omstandigheden waarin voedselbronnen of seksueel aantrekkelijke partners meestal schaars waren, en er bovendien concurrentie bestond tussen soortgenoten of van de zijde van andere soorten. En ook al komen ook in de natuur psychoactieve stoffen voor, bijvoorbeeld in de vorm van alcohol in overrijpe vruchten, de beschikbare hoeveelheid was nooit voldoende om er verslaafd aan te raken. Onze leefomgeving wijkt in dat opzicht radicaal af van de natuur. Niet alleen zijn belonende (zoals zoete) voedingsmiddelen in bijna onbeperkte hoeveelheden beschikbaar, ook biedt onze ecologie een scala aan stoffen waar ons beloningssysteem eigenlijk geen raad mee weet. Deze stoffen wekken zulke sterke beloningen op, en de motivatie om ze opnieuw te bemachtigen wordt zo sterk, dat veel gebruikers er na verloop van tijd heel veel voor over hebben, ook als de biologische waarde van de consumptie van die stoffen negatief is. Van de veranderingen in hun beloningssysteem zijn ze zich niet bewust. En ook merken ze er – zeker in het begin – weinig van dat ze van bepaalde stoffen, zoals alcohol, steeds meer nodig hebben om eenzelfde (sterke) beloning te ervaren (tolerantie), en ze daar steeds minder goed zonder kunnen (afhankelijkheid). Ze zijn bereid er steeds meer moeite voor te doen om ze te verkrijgen. Verder blijkt dat ze steeds effectiever geprikkeld raken door items in de omgeving (bijvoorbeeld de waarneming van een kroeg of attributen voor het gebruik van drugs) die gerelateerd zijn aan het middelengebruik.

We weten van mensen met verslavingsproblematiek dat het plezier dat ze aan psychoactieve stoffen beleven na verloop van tijd afneemt. In de loop van het verslavingsproces wordt dat ook steeds minder belangrijk. Er is gesuggereerd dat verslaafde personen doorgaan met hun gebruik vanwege de onthoudingsverschijnselen die met stoppen of minderen gepaard gaan. Dat zou de belangrijkste reden zijn voor terugval of het gebrek aan motivatie om te stoppen of te minderen. Ook is wel gedacht dat er bij verslaafde personen sprake is van *afwijkende* leerprocessen. Voor al deze hypothesen valt iets te zeggen, maar op elk daarvan is ook wat af te dingen. Onthoudingsverschijnselen kunnen vervelend zijn, maar zijn slechts van korte duur en meestal goed te behandelen. Ook is er geen bewijs dat de meeste verslaafde personen abnormaal leren. Het aannemelijkst is de hypothese dat de inname van psychoactieve stoffen heel specifieke veranderingen teweegbrengt in de neurale circuits die betrokken zijn bij de verwerking van de voor het organisme relevante prikkels. Dit heeft ingrijpende gevolgen voor de uitvoering van de motivationele functie.

Bij mensen met een verslaving werken de neurale systemen in beginsel naar behoren. Dat wil zeggen dat er normale associaties worden gelegd tussen prikkels. Maar het is wel zo dat de *responsen* die het neurale systeem op die prikkels (zoals anderen een sigaret op zien steken) genereert nogal heftig zijn. Daarom mogen we spreken van een pathologische vorm van behoeftigheid. Intern, bij de persoon zelf, maar zeker ook extern van het individu, zijn talloze prikkels voorhanden. Deze zijn in de loop van het verslavingsproces gerelateerd aan het middelengebruik. En omdat de veranderingen van de neuronale netwerken daarop zulke heftige responsen teweegbrengen, komt terugval in het gebruik vaak voor als men probeert te stoppen.

Het verslavingsproces brengt ook met zich mee dat er verstoringen ontstaan in de hersengebieden (in het bijzonder in de prefrontale cortex) die essentieel zijn voor de realisatie van de executieve functies. Dit zijn de psychische processen die betrokken zijn bij het nemen van beslissingen, het plannen van gedrag, het cognitief verwerken van emotionele signalen of het (bewust) beheersen van impulsen. Denk hierbij aan de impulsen die betrekking hebben op gebruik. Wanneer verslaafde mensen in de loop van de tijd in die hogere cognitieve functies ook tekorten ontwikkelen, wordt het voor hen nog moeilijker te stoppen of te minderen met het gebruik. Ze kunnen namelijk steeds minder goed de toekomstige nadelen ervan afwegen tegen de kortstondige 'voordelen' ervan. Het bevredigen van een door herhaald gebruik van een psychoactieve stof gecreëerde hunkering krijgt steeds meer de overhand. Dit gebeurt ook als die bevrediging voor de betrokkene van geen biologische of psychologische waarde meer is.

In de voorgaande beschouwing ging het om verstoringen in de hersenfuncties als gevolg van het langdurende gebruik. Er zijn echter ook groepen mensen bij wie al voorafgaand aan een verslaving verstoringen (of disfuncties) in de hersencircuits aanwezig zijn. Deze verstoringen kunnen primair of secundair betrokken zijn bij het verslavingsproces. Bij verschillende psychische stoornissen, zoals schizofrenie of aandachtstekort-hyperactiviteitsstoornis (ADHD), is sprake van een minder goed functioneren van de prefrontale cortex. Mede hierdoor verloopt de impulsbeheersing bij hen minder goed. Wetenschappers vermoeden ook dat er mensen zijn die specifieke afwijkingen vertonen in hun beloningssysteem. Daardoor zijn ze kwetsbaarder voor verslaving. Genetische verschillen kunnen hierbij een rol spelen. In de klinische praktijk van de verslavingszorg en de algemene psychische gezondheidszorg is er bij deze patiëntengroepen vaak sprake van een combinatie van een psychische stoornis en een verslaving. Maar dat betekent nog niet dat men bij voorbaat mag stellen dat de ene stoornis (zoals ADHD) heeft geleid tot de andere (zoals verslaving). En het betekent ook niet dat die stoornissen elkaar bij voorbaat in negatieve zin versterken. Op dit vlak is nog veel onbekend.

Er zijn nog meer factoren die de biologische kwetsbaarheid van het individu voor verslaving kunnen vergroten. Denk bijvoorbeeld aan vroegkinderlijke traumatische ervaringen, chronische stress of lichamelijke aandoeningen. Verder zijn er leeftijdsspecifieke, etnisch specifieke en genderspecifieke verschillen die van invloed zijn op de mate waarin de beschikbaarheid van middelen en experimentele ervaringen daarmee wel of niet leiden tot verslaving.

In deze paragraaf zijn we ingegaan op verslaving aan psychoactieve stoffen. De uitleg heeft echter ook betrekking op toestanden waarin mensen aan bepaalde gedragingen verslaafd raken. In het volgende literatuuroverzicht wordt op deze aspecten nader ingegaan.

2.7 Literatuur bij dit hoofdstuk

Het aantal publicaties over verslaving neemt jaarlijks sterk toe. Om in die stapel een eerste toegang te krijgen, volgen hier enkele selecties uit de wetenschappelijke literatuur. Daarin komen ook thema's aan de orde die in dit hoofdstuk slechts zijdelings zijn besproken of die pas in ▶H. 4 aan de orde komen, waar het erom gaat hoe op basis van de kennis over het verslavingsproces werkzame interventies kunnen worden uitgevoerd.

Literatuur over verslaving
Verslaving algemeen
Verslaving komt meestal na de adolescentie voor de dag, maar kan een lange aanloop hebben.
Zie hierover:
- Bernheim, A., et al. (2013). Controversies about the enhanced vulnerability of the adolescent brain to develop addiction. *Frontiers in Pharmacology, 4*, 118.
- Jordan, C. J., & Andersen, S. L. (2016). Sensitive periods of substance abuse: Early risk for the transition to dependence. *Developmental Cognitive Neuroscience*, S1878-9293(16)30193-1.

Verslaving kan ook gezien worden als een ontwikkelingsstoornis:
- McCrory, E. J., & Mayes, L. (2015). Understanding addiction as a developmental disorder: An argument for a developmentally informed multilevel approach. *Current Addiction Reports, 2*, 326–330.

Over kwetsbaarheid en de rol van stress:
- Uhart, M., & Wand, G. S. (2009). Stress, alcohol and drug interaction: An update of human research. *Addiction Biology, 14*, 43–64.
- Becker, H. C. (2012). Effects of alcohol dependence and withdrawal on stress responsiveness and alcohol consumption. *Alcohol Research, 34*, 448–58.

Craving (of hunkering) is een zeer belangrijk facet van het verslavingsproces. Literatuur over de rol van craving in de theorie van verslaving:
- Drummond, D. C. (2001). Theories of drug craving, ancient and modern. *Addiction, 96*, 33–46.
- Skinner, M. D., & Aubin, H. J. (2010). Craving's place in addiction theory: Contributions of the major models. *Neuroscience & Biobehavioral Reviews, 34*, 606–623.

Goede overzichten van het verslavingsproces en van welke psychische disfuncties daarbij in het geding zijn:
- Robinson, T. E., & Berridge, K. C. (2003). Addiction, *Annual Review of Psychology, 54*, 25–53.
- Robinson, M. J., et al. (2016). Roles of "wanting" and "liking" in motivating behavior: Gambling, food, and drug addictions. *Current Topics in Behavioral Neurosciences, 27*, 105–136.

Over de verslaving aan amfetamine:
- Marshall, B. D., & Werb, D. (2010). Health outcomes associated with methamphetamine use among young people: A systematic review. *Addiction, 105*, 991–1002.
- Panenka, W. J., et al. (2013). Methamphetamine use: A comprehensive review of molecular, preclinical and clinical findings. *Drug Alcohol Dependence, 129*, 167–179.

Over gebruik en verslaving aan benzodiazepine:
- Weaver, M. F. (2015). Prescription sedative misuse and abuse. *Yale Journal of Biology and Medicine, 88*, 247–256.
- Janhsen, K., et al. (2015). The problems of long-term treatment with benzodiazepines and related substances. *Deutsches Arzteblatt International, 112*, 1–7.

Van *cannabis* is lang gedacht dat de stof niet verslavend zou zijn. Onderzoek wijst uit dat de werkzame stoffen op een vergelijkbare wijze op de hersenen werken als andere drugs en dat het aan het gebruik gerelateerde gedrag niet erg verschilt van het gedrag veroorzaakt door het gebruik van andere middelen. Daarnaast verhoogt de stof de kans op een psychose.

Zie:
- Simpson, A. K., & Magid, V. (2016). Cannabis use disorder in adolescence. *Child and Adolescent Psychiatric Clinics of North America, 25*, 431–443.
- Curran, H. V., et al. (2016). Cannabis, cognition and addiction. *National Reviews Neuroscience, 17*, 293–306.

Beloop van verslaving
Zie over het beloop van alcohol- en drugsverslaving:
- Heyman, G. M. (2013). Quitting drugs: Quantitative and qualitative features. *Annual Review of Clinical Psychology, 9*, 29–59.
- Fleury, M. J., et al. (2016). Remission from substance use disorders: A systematic review and meta-analysis. *Drug and Alcohol Dependence, 168*, 293–306.

Over het beloop van tabaksverslaving (en verband met andere psychische stoornissen):
- Okoli, C. T., & Khara, M. (2014). Smoking cessation outcomes and predictors among individuals with co-occurring substance use and/or psychiatric disorders. *Journal of Dual Diagnosis, 10*, 9–18.
- DiFranza, J. R. A. (2015). 2015 update on the natural history and diagnosis of nicotine addiction. *Current Pediatric Reviews, 11*, 43–55.

Motivatie en motivatieontwikkeling
Motivatie tot gebruik van middelen en de ontwikkeling van motivatie tot gedragsverandering vormen wezenlijke onderdelen van het denken over verslaving en verslavingszorg. Een uitgebreid overzicht van theorieën over de motivationele processen in verband met het gebruik van middelen en verslaving is te vinden in:
- een themanummer van *Nebraska Symposium on Motivation* (2004, 50; R.A. Bevins & M.T. Bardo, Red.).

Zie verder:
- Doremus-Fitzwater, T. L., et al. (2010). Motivational systems in adolescence: Possible implications for age differences in substance abuse and other risk-taking behaviors. *Brain and Cognition, 72*, 114–123.

Motivatie bij verslaving wordt beïnvloed door verstoringen in neurotransmittersystemen, zoals tussen de prefrontale cortex en de nucleus accumbens, of activering van de bij stress betrokken systemen zoals de amygdala.
Zie hiervoor:
- Meyer, P. J., et al. (2016). Motivational processes underlying substance abuse disorder. *Current Topics in Behavioral Neurosciences, 27*, 473–506.
- Koob, G. F. (2017). Antireward, compulsivity, and addiction: Seminal contributions of Dr. Athina Markou to motivational dysregulation in addiction. *Psychopharmacology (Berl)* Epub ahead of print.

Genderspecifiek verslavingsgedrag
Historisch gezien is verslaving vooral een aandoening bij mannen. Vrouwen vormden een kleine minderheid in de verslavingszorg – inmiddels is hun aandeel fors toegenomen, zoals onder het aantal rokers. Toch is de meeste kennis over verslaving nog gebaseerd op onderzoek bij mannen.
Overzichten van de factoren die bijdragen aan sekse- of genderverschillen zijn:

- Becker, J. B., et al. (2017). Sex differences, gender and addiction. *Journal of Neuroscience Research, 95*, 136–147.
- Pogun, S., et al. (2017). Sex differences in nicotine preference. *Journal of Neuroscience Research, 95*, 148–162.

Gokstoornis en gedragsverslavingen
Er bestaat inmiddels consensus over dat de gokstoornis moet worden gezien als een verslaving, net als de stoornissen in middelengebruik. Andere gedragsvormen (bijvoorbeeld interactieve videogames op internet, gebruik van porno, chatten, seks, shoppen en stelen) kunnen ook verslavende trekken krijgen, alhoewel er nog geen consensus over bestaat of deze ook daadwerkelijk gezien kunnen worden als een verslaving.
Overzicht over gedragsverslavingen:
- Rooij, T. van et al. (2014). *Gedragsverslavingen: De stand van zaken in wetenschap en praktijk*. Amersfoort/Rotterdam: Stichting Resultaten Scoren.
- Chamberlain, S. R., et al. (2016). Behavioural addiction – A rising tide? *European Neuropsychopharmacology, 26*, 841–855.
- James, R. J., & Tunney, R. J. (2016). The need for a behavioural analysis of behavioural addictions. *Clinical Psychology Review, 52*, 69–76.

Over dwangmatig eten:
- Moore, C. F., et al. (2017). Pathological overeating: Emerging evidence for a compulsivity construct. *Neuropsychopharmacology*. Epub ahead of print.

Over pathologisch gamen op internet:
- Lee, S. Y., et al. (2016). Typology of Internet gaming disorder and its clinical implications. *Psychiatry and Clinical Neurosciences,* Epub ahead of print.

Over problematisch gokken:
- Goudriaan, A. E., et al. (2014). Getting a grip on problem gambling: What can neuroscience tell us? *Frontiers in Behavioral Neuroscience, 8*, 141.
- Calado, F., et al. (2016). Prevalence of adolescent problem gambling: A systematic review of recent research. *Journal of Gambling Studies*. Epub ahead of print.

Over dwangmatig kopen:
- Maraz, A., et al. (2015). Prevalence and construct validity of compulsive buying disorder in shopping mall visitors. *Psychiatry Research, 228*, 918–924.

Over seksverslaving:
- Derbyshire, K. L., & Grant J. E. (2015). Compulsive sexual behavior: A review of the literature. *Journal of Behavioral Addictions, 4*, 37–43.

Veelgehoorde kritiek op het concept gedragsverslaving is dat het ertoe uitnodigt om normaal menselijk gedrag in een medische context te slepen. Is dat verwijt terecht? Een belangrijk artikel dat hierover de discussie heeft aangezwengeld:
- Billieux, J., et al. (2015). Are we overpathologizing everyday life? A tenable blueprint for behavioral addiction research. *Journal of Behavioral Addictions, 4*, 119–123.

Neurowetenschap van verslaving
De kennis over de hersenprocessen die betrokken zijn bij middelengebruik en verslaving neemt snel toe. Goede overzichten over welke veranderingen zich in de hersenen voordoen en wat dat betekent voor verstoringen in de motivationele functies en leerfuncties zijn de volgende:
- Koob, G. F., & Volkow, N. D. (2016). Neurobiology of addiction: A neurocircuitry analysis. *Lancet Psychiatry, 3*, 760–773.
- Suckling, J., & Nestor, L. J. (2016). The neurobiology of addiction: The perspective from magnetic resonance imaging present and future. *Addiction*. Epub ahead of print.

Het verslavingsproces is gerelateerd aan leerprocessen en de beïnvloeding van het geheugen. Nieuwe inzichten staan beschreven in:
- Franken, I. H. A., & Wiers, R. W. (2013). Motivationele processen bij verslaving: De rol van craving, salience en aandacht. *Tijdschrift voor Psychiatrie, 55*, 833–840.
- Subramaniyan, M., & Dani, J. A. (2015). Dopaminergic and cholinergic learning mechanisms in nicotine addiction. *Annals of the New York Academy of Sciences, 1349*, 46–63.
- Goodman, J., & Packard, M. G. (2016). Memory systems and the addicted brain. *Front Psychiatry, 7*, 24.

Neurobiologisch onderzoek heeft aangetoond dat de gevaren van alcohol- en drugsgebruik aanzienlijk kunnen zijn voor de hersenen van adolescenten, omdat hun brein nog sterk in ontwikkeling is. Overzichten zijn:
- Squeglia, L. M., et al. (2014). The effect of alcohol use on human adolescent brain structures and systems. *Handbook of Clinical Neurology, 125*, 501–510.
- Sharma, A., & Morrow, J. D. (2016). Neurobiology of adolescent substance use disorders. *Child and Adolescent Psychiatric Clinics of North America, 25*, 367–375.

De nieuwe inzichten in de neurale basis van verslaving roepen diverse ethische en beleidsmatige vragen op. Bijvoorbeeld of er nog 'ruimte' is voor zoiets als de vrije wil. Een overzicht van enkele ethische dilemma's wordt gegeven in:
- Hall, W., et al. (2004). Neuroscience research on the addictions: A prospectus for future ethical and policy analysis. *Addictive Behaviors, 29*, 1481–1495.
- Pierre, J. M. (2014). The neuroscience of free will: Implications for psychiatry. *Psychological Medicine, 44*, 2465–2474.

Genetische invloeden
Er vindt veel onderzoek plaats naar de eventuele genetische invloeden op de (neuro) biologische mechanismen bij gebruik, misbruik en verslaving. Deze kennis is van belang voor preventie van verslaving, maar het belang strekt zich ook uit naar het voorspellen van behandelresultaten. Overzichten zijn:
- Wang, J. C., et al. (2012). The genetics of substance dependence. *Annual Review of Genomics and Human Genetics, 13*, 241–261.
- Yu, C., & McClellan, J. (2016). Genetics of substance use disorders. *Child and Adolescent Psychiatric Clinics of North America, 25*, 377–385.

Specifiek over de genetica van opiaatverslaving:
- Reed, B., et al. (2014). Genetics of opiate addiction. *Current Psychiatry Reports, 16*, 504.

Onderzoek in Nederland

In Nederland wordt door verschillende universiteiten en instellingen wetenschappelijk onderzoek gedaan naar verslaving en verslavingszorg. Diverse publicaties die zijn uitgebracht door Resultaten Scoren (zie elders in dit boek) zijn tot stand gekomen door universitair wetenschappelijk onderzoek.

Enkele jaren terug heeft in Nederland ZonMw een belangrijke stimulans gegeven aan het onderzoek naar het gebruik van psychoactieve stoffen en probleemgedrag. In het onderzoek stonden deze vier thema's centraal gestaan:

1. factoren die het ontstaan van risicogedrag en verslaving beïnvloeden;
2. factoren die het beloop en de chroniciteit van risicogedrag en verslaving beïnvloeden;
3. de aard, ernst en omvang van problemen bij (meervoudig) middelengebruik en verslaving;
4. effectiviteit van interventies.

Zie:
- ▶ www.zonmw.nl > verslaving.

Maatschappelijke gevolgen en overheidsbeleid

3.1 Inleiding – 34

3.2 Wettelijke kaders – 34

3.3 Alcoholbeleid – 37

3.4 Drugsbeleid – 39
3.4.1 Risicobenadering – 40
3.4.2 Belang volksgezondheid – 40
3.4.3 Strafrechtelijke aanpak – 41
3.4.4 Rollen van de diverse overheden – 41
3.4.5 Internationale samenwerking – 42
3.4.6 Bestrijding drugsgerelateerde criminaliteit – 42
3.4.7 Coffeeshops – 42
3.4.8 Bestrijding overlast – 43
3.4.9 Kosten van beleid – 43

3.5 Beleid met betrekking tot kansspelen – 45

3.6 Beleid met betrekking tot behandeling en preventie – 46

© Bohn Stafleu van Loghum, onderdeel van Springer Media B.V. 2017
J. van der Stel, *Wat elke professional over verslaving moet weten*, DOI 10.1007/978-90-368-1808-7_3

3.1 Inleiding

Dit hoofdstuk gaat in op de gevolgen die misbruik en verslaving hebben voor de samenleving en hoe daar, in het bijzonder door overheid en instellingen, in preventieve of repressieve zin op wordt gereageerd.

Het gebruik en misbruik van middelen als alcohol, drugs en tabak brengen op velerlei gebieden schade toe, aan de betrokkenen zelf, maar ook aan hun omgeving. De medische schade is in geval van een overdosis direct merkbaar. De meeste schadelijke gevolgen voor lichaam en geest treden echter pas na jaren, en soms pas na tientallen jaren, duidelijk voor het voetlicht. Schade kan optreden in de relationele sfeer, in het gezinsleven (denk aan huiselijk geweld of kindermishandeling) of op het werk. Al met al brengen misbruik en verslaving veel kosten met zich mee: sommige kosten zijn direct merkbaar in de hoogte van de medische consumptie, maar de economische schade is veel moeilijker te bepalen. Onderzoekers die daarvan schattingen hebben gemaakt, houden dan ook meestal een flinke slag om de arm.

Behalve directe gevolgen van het gebruik zijn er ook negatieve gevolgen doordat middelen verband houden met criminaliteit en maatschappelijke overlast. De meeste middelen die als drug worden gebruikt, zijn illegaal. Dat betekent dat de productie daarvan en de handel daarin verboden zijn. Verder zijn drugs duur, wat notoire gebruikers zonder een vaste reguliere bron van inkomsten noodzaakt via verwervingscriminaliteit aan de benodigde gelden te komen. Vanwege het gedoogbeleid van de Nederlandse overheid is de verkoop van cannabis weliswaar mogelijk zonder dat de verkopers en de klanten worden vervolgd, maar dit neemt niet weg dat rondom de coffeeshops vaak een 'criminele sfeer' hangt. Bovendien zijn de productie en aanvoer van cannabis nog steeds strafbaar. Internationale afspraken verhinderen in beginsel dat Nederland hierin zelfstandig verandering aanbrengt.

Hierna gaan we in vogelvlucht in op enkele aspecten van beleid inzake het beperken of voorkomen van maatschappelijke problemen op dit terrein. Allereerst worden de wettelijke kaders geschetst.

3.2 Wettelijke kaders

Rondom de productie, de beschikbaarheid, de handel en het gebruik of de toepassing van psychoactieve stoffen bestaan diverse wetten en formele regels. Vooral rondom de bestrijding van de aan drugs gerelateerde criminaliteit en overlast zijn de juridische instrumenten de afgelopen tien jaar fors herzien of uitgebreid. Voor een uitgebreid overzicht van wetten en regels verwijzen we naar ▶ wetten.overheid.nl. Hier volgen beschrijvingen van de belangrijkste wetten.

Warenwet
Alcoholhoudende dranken, tabak en producten als koffie, thee en cacao zijn legaal verkrijgbaar. De productie en verkoop van deze middelen is legaal. De producent en aanbieder van deze middelen zijn de eerstverantwoordelijken voor de kwaliteit. Aan de overheid gelieerde instanties, zoals de Nederlandse Voedsel- en Warenautoriteit (NVWA), houden hier op afstand toezicht op en treden primair op tegen overtredingen van de Warenwet.

De Warenwet bepaalt dat het in de handel brengen van een waar met medisch getinte aanprijzing verboden is. Ook is bepaald dat er kan worden opgetreden indien de volksgezondheid in gevaar wordt gebracht door een ondeugdelijk product. Ten slotte bestaat er de mogelijkheid om via een Algemene Maatregel van Bestuur normen te stellen voor de hoeveelheid van een bepaalde stof die in een product aanwezig mag zijn. Meer informatie is te vinden op ▶ www.nvwa.nl.

Drank- en Horecawet

De Drank- en Horecawet vormt voor de overheid het belangrijkste instrument om de verkoop en de beschikbaarheid van alcoholhoudende dranken te reguleren. Deze wet is een voorbeeld van ordeningswetgeving: een wet die randvoorwaarden stelt aan het maatschappelijk verkeer. De NVWA houdt toezicht op de naleving ervan en spoort eventuele strafbare feiten op. De drankwetgeving kan, in tegenstelling tot de productwetgeving (Warenwet), niet Europees worden geregeld.

Met de wet kan enige invloed worden uitgeoefend op de hoogte van de consumptie onder de bevolking. De wet biedt echter nauwelijks of geen aangrijpingspunten om het individuele drankgebruik te beïnvloeden. In de preventie van individuele drankproblemen speelt deze wet dan ook een ondergeschikte rol.

Aanpassingen
In 2013 is de wet gewijzigd en in 2014 hebben nog aanscherpingen plaatsgevonden. Het belangrijkste motief voor deze aanpassingen was het terugdringen van alcoholgebruik onder jongeren en het voorkomen van overlast door alcoholgebruik. Ook probeert de overheid de druk van de administratieve lasten voor de horecaondernemers te verminderen.
Door de Tweede Kamer aangenomen aanpassingen zijn (▶ www.rijksoverheid.nl):
- Jongeren onder de zestien jaar werden strafbaar gesteld als ze alcohol in bezit hebben op de openbare weg. En bij wijze van proef mocht een aantal gemeenten gaan experimenteren met een leeftijdsgrens van achttien jaar. Inmiddels is de leeftijdsgrens voor alcoholhoudende drank verhoogd van zestien naar achttien jaar. Motief voor de overheid waren de schadelijke gevolgen van alcohol voor de hersenen van adolescenten. Hun hersenen zijn in deze leeftijdsfase nog volop in ontwikkeling zijn. NB Op grond van dit motief is achttien jaar nog aan de onveilige kant.
- Supermarkten en andere detailhandelaren die binnen een jaar drie keer worden betrapt op het verkopen van alcohol aan jongeren onder de leeftijdsgrens lopen het risico tijdelijk helemaal geen alcoholhoudende drank meer te mogen verkopen.
- Het toezicht op de naleving van de Drank- en Horecawet is overgegaan naar de gemeenten. Gemeenten kregen de mogelijkheid om een toegangsleeftijd te koppelen aan de horecasluitingstijd, en ze kregen de bevoegdheid om de toepassing van *happy hours* en prijsacties te beperken. Gemeenten werd ook opgedragen de alcoholverstrekking in sport- en andere kantines bij verordening te reguleren. Inmiddels zijn gemeenten verplicht om een gemeentelijk preventie- en handhavingsplan op te stellen.
- Verder werd het vergunningstelsel vereenvoudigd. Een ondernemer hoeft een nieuwe leidinggevende slechts te melden en geen nieuwe Drank- en Horecawetvergunning meer aan te vragen.

Ondersteuning bij de uitvoering van de Drank- en Horecawet (DHW) wordt gegeven door het Expertisecentrum handhaving DHW van de NVWA: ▶ www.handhavingdhw.nl.

Tabakswet / Tabaks- en rookwarenwet
De Tabakswet vormt voor de overheid het kader om maatregelen te nemen die het gebruik van tabak beperken. De laatste jaren is de wet flink aangescherpt. Hierdoor is op vele plaatsen, waaronder openbare gebouwen en werkplekken, het gebruik geheel verboden. Elke vorm van tabaksreclame (inclusief sponsoring) is verboden. Sinds 2008 is dit ook in de horeca het geval. Ook hier is de NVWA verantwoordelijk voor het toezicht op de naleving van de wet.

Medio 2016 is de Tabakswet gewijzigd in de Tabaks- en rookwarenwet. Naast de invoering van nieuwe regels is de naam gewijzigd waardoor de wet ook van toepassing is op bijvoorbeeld e-sigaretten. De nieuwe regels beschrijven welke producten onder de wet vallen en reguleren de verkoop. Verder is er een leeftijdsgrens voor de verkoop van tabak gesteld op achttien jaar om het roken te ontmoedigen.

Geneesmiddelenwet
De Geneesmiddelenwet (GMW; voorheen Wet op de Geneesmiddelenvoorziening) is van toepassing op alle farmaceutisch actieve stoffen. De meeste uitgaansdrugs worden gebruikt om de werking van de hersenen te beïnvloeden en worden wel in een farmaceutische vorm (pillen, poeders, capsules), maar niet met een medische claim verkocht. De GMW bepaalt dat er voor het bereiden en verhandelen van geneesmiddelen een vergunning nodig is en dat een geneesmiddel pas in de handel mag worden gebracht indien een registratie door het College ter Beoordeling van Geneesmiddelen is verkregen. De GMW is vooral gericht op de legale productie en handel en op registratie van geneesmiddelen.

Opiumwet
Het onderbrengen van een middel in de Opiumwet betekent een totaal verbod op de invoer/uitvoer, de productie, de handel en het bezit ervan. In de Opiumwet is voor wat betreft de strafbaarstelling onderscheid gemaakt tussen lijst-I-stoffen (onaanvaardbaar risico voor de volksgezondheid) en lijst-II-stoffen (aanvaardbaar risico). Er is geen onderscheid gemaakt (in risiconiveau) tussen de verschillende stoffen op lijst I. Een beperking is dat slechts lijst I nationaal kan worden gewijzigd. (Lijst II kan slechts worden gewijzigd indien het Verdrag inzake psychotrope stoffen in VN-verband wordt veranderd.) Nieuwe stoffen kunnen dus uitsluitend op lijst I (met hoogste strafbaarstelling) worden geplaatst.

Met de Opiumwet kan (adequaat) worden opgetreden tegen alle handelingen met uitgaansdrugs voor zover die in de Opiumwet zijn vermeld. De mogelijkheid bestaat voor personen of instellingen om bij de Minister van Volksgezondheid een Opiumwetverlof aan te vragen. Deze verloven worden echter alleen voor bepaalde doeleinden afgegeven. Het gaat dan bijvoorbeeld om de productie en handel in geneesmiddelen, onderzoek en instructieve doeleinden.

In 2015 is de Opiumwet wederom gewijzigd. Er zijn regels opgenomen met betrekking tot de strafbaarstelling van handelingen ter voorbereiding of vergemakkelijking van illegale hennepteelt. Hierdoor zijn de zogenaamde growshops strafbaar gesteld.

> **Wetboek van Strafrecht**
> Via het Wetboek van Strafrecht kan worden opgetreden bij het opzettelijk verkopen (de verkoper weet dat het schadelijk is) van schadelijke waren, waarbij het schadelijke karakter opzettelijk verzwegen wordt. De bewijsbaarheid vormt hierbij echter een blijvend probleem.

Een groot nadeel van de huidige wetgeving is dat deze niet of nauwelijks een onderscheid maakt tussen de verscheidene risico's van de psychoactieve stoffen. Hier komt bij dat de wettelijke status (legaal versus illegaal) niet differentieert in potentiële schade voor de gebruikers. Zo kan het zijn dat de gezondheidsrisico's van alcohol aanmerkelijk groter zijn dan die van een reeks stoffen die wettelijk als 'harddrug' worden aangemerkt.

3.3 Alcoholbeleid

Vanaf het einde van de achttiende eeuw ontstond in de westerse wereld meer dan incidentele aandacht voor drank en drankproblemen. Factoren die daarbij een rol speelden, waren de opkomst van sterkedrank als 'volksdrank' (de verkoop van bier werd gemarginaliseerd) en veranderingen in de samenleving die van de burgers een hogere mate van zelfbeheersing verlangden en meer discipline bij de arbeid in de fabrieken. Ook ontstonden er denkbeelden over (de bevordering van) de openbare gezondheid. In de negentiende eeuw werden allerlei organisaties voor drankbestrijding opgericht. Deze ijverden voor strenge wetten, beperking van de verkoop, en de radicalen onder hen wilden de sterkedrank zelfs afschaffen – ze riepen hun medestanders ook op tot geheelonthouding om daarmee hun afkeer van drank duidelijk tentoon te spreiden. Strenge wetten zijn er inderdaad gekomen, en ook lukte het om in de eerste helft van de twintigste eeuw – in ieder geval in Nederland – de alcoholconsumptie drastisch te beperken. Pas in de jaren zestig ging die weer omhoog tot ongeveer het peil van de negentiende eeuw. Met die stijgende consumptie verslapte ook de zorg voor drankproblemen – de wetgeving werd ook weer wat liberaler.

Thans is de aandacht verschoven naar problemen met betrekking tot drugs. In gezondheidskundige termen is de schade door alcoholmisbruik echter veel groter dan die door het gebruik van drugs. De belangrijkste factor hierbij is dat er nu eenmaal veel meer drinkers van alcoholhoudende dranken zijn dan drugsgebruikers. De sociale acceptatie van alcohol speelt mee in de wijze waarop men alcoholmisbruik en aan alcohol gerelateerde problemen percipieert. Tot voor kort gold dit fenomeen nog meer ten aanzien van het roken van sigaretten – roken was dan misschien wel schadelijk, maar niet gerelateerd aan sociale problemen. Verslavingszorginstellingen hebben nog maar een heel klein aantal verslaafde personen in behandeling die zich specifiek vanwege roken hebben aangemeld. Er was ook geen hulpaanbod, en de financiering bleek een probleem.

Wetenschappelijk onderzoek heeft aangetoond dat het drinken van alcohol oorzakelijk is gerelateerd aan tientallen ziekten en dat het daardoor aanzienlijk bijdraagt aan vroegtijdige sterfte. Het is overigens niet zo dat deze problemen door overheden of door aan de overheid gelieerde instanties niet worden onderkend, alleen is de (politieke) bereidheid tot ingrijpende maatregelen beperkt. Belangen van industrie, handel en fiscus zijn hierbij vanouds een remmende factor van betekenis.

> **Effectieve maatregelen WHO**
>
> De WHO voert al lange tijd een actief beleid dat erop gericht is de lidstaten te bewegen effectieve maatregelen te nemen tegen de schadelijke gevolgen van alcoholgebruik. Als effectief zijn de volgende maatregelen voorgesteld:
> - een minimumleeftijd voor het kopen van alcohol;
> - staatsmonopolie van alcoholverkoop;
> - beperkingen aan de tijdstippen voor alcoholverkoop;
> - beperking van het aantal verkooppunten;
> - specifieke alcoholaccijns;
> - meer blaastesten;
> - laag toegestaan alcoholpromillage in het verkeer;
> - intrekken van rijbewijs bij rijden onder invloed;
> - een lagere grens voor het alcoholpromillage voor beginnende rijders;
> - een actievere rol voor huisartsen bij het signaleren van overmatig drinken.

Of de eerste lijn daadwerkelijk een goede ingang is voor de reductie van excessief drinken, blijft een punt van discussie. Theoretisch nemen huisartsen een ideale plaats in en hebben ze alle mogelijkheden om patiënten te screenen op alcoholmisbruik en -verslaving, om vervolgens, liefst kortdurende, interventies te plegen. Systematisch literatuuronderzoek naar de uitkomsten van praktijkexperimenten laat evenwel zien dat huisartsen in dit opzicht nog onvoldoende presteren.

> **Meer informatie**
> Zie voor een pleidooi voor de betrokkenheid van de eerste lijn bij in het bijzonder het op gang brengen van een behandeling:
> - Rehm, J., et al. (2016). Alcohol use disorders in primary health care: What do we know and where do we go? *Alcohol Alcohol, 51,* 422–427.

Het huidige alcoholbeleid in Nederland richt zich in het bijzonder op de handhaving van de Drank- en Horecawet. Deze wet regelt onder andere de verkoop aan jongeren en de gemeentelijke bevoegdheden ten aanzien van de sluitingstijden van de horeca. De verkoop van drank wordt verminderd door accijnsheffingen, en ook probeert de overheid door reclamebeperking of het stimuleren van voorlichting het verlangen naar drank wat te temperen respectievelijk burgers bewust te maken van de risico's.

Het rijden onder invloed van alcohol is een van de meest voorkomende problemen die met alcoholgebruik verband houden. De kans op ongelukken neemt al toe wanneer de bestuurder licht beneveld is. De verbodsbepalingen alsmede de wijze waarop moet worden gehandeld wanneer een bestuurder bij een verkeerscontrole positief test op de meer dan toegestane hoeveelheid alcohol staan in de Wegenverkeerswet. Sinds 1994 zijn de bepalingen aangescherpt. Ook zijn er wettelijke mogelijkheden ingevoerd om van de geverbaliseerden te eisen dat ze een cursus Educatieve Maatregel Alcohol en verkeer (EMA) volgen of een onderzoek bij een psychiater moeten ondergaan.

> **Literatuur over alcoholbeleid**
> Gezaghebbende overzichten van de problemen die aan alcoholmisbruik zijn gerelateerd, zijn te vinden in (beide publicaties via website WHO):
> - WHO. (2007). Expert Committee on Problems Related to Alcohol Consumption. Second report. *World Health Organization Technical Report Series*, 1–57.
> - World Health Organization. (2014). *Global status report on alcohol and health.* WHO: Genève.
>
> Voor een compact overzicht van de epidemiologie van de rol van alcohol bij gezondheid en ziekte, de behandeling van alcoholproblemen en de uitkomsten van beleidsonderzoek, zie:
> - Borsari, B. (2014). Universal prevention for alcohol use disorders: 1940–2014. *Journal of Studies on Alcohol and Drugs, 75 Suppl 17*, 89–97.
> - Roman, P. M. (2014). Seventy-five years of policy on alcohol problems: An American perspective. *Journal of Studies on Alcohol and Drugs, 75 Suppl 17*, 116–124.
> - Mukamal, K. J., et al. (2016). Moderate alcohol consumption and chronic disease: The case for a long-term trial. *Alcoholism Clinical and Experimental Research, 40*, 2283–2291.
> - Gaetano, G. de, et al. (2016). Effects of moderate beer consumption on health and disease: A consensus document. *Nutrition, Metabolism & Cardiovascular Diseases, 26*, 443–467.
>
> Voor een compleet overzicht van bewezen effectieve strategieën en interventies met betrekking tot alcoholmatiging, zie:
> - Babor, T., et al. (2010). *Alcohol: No ordinary commodity – Research and public policy* (2e editie). Oxford/London: Oxford University Press.
>
> Zie voor een samenvatting van dit boek:
> - Alcohol and Public Policy Group. (2010). Alcohol: No ordinary commodity – a summary of the second edition. *Addiction, 105*, 769–779.
>
> Een analyse van het ontstaan van het drankprobleem in Nederland alsmede van de opkomst van de drankbestrijdingsorganisaties is te vinden in:
> - Stel, J. C. van der. (1995). *Drinken, drank en dronkenschap; Vijf eeuwen drankbestrijding en alcoholhulpverlening in Nederland* (dissertatie). Hilversum: Verloren.

3.4 Drugsbeleid

Zowel in West-Europa als Noord-Amerika is in de jaren zestig en zeventig van de vorige eeuw het gebruik van drugs (cannabisproducten, opiaten, cocaïne en synthetische drugs) sterk toegenomen. De vrees bestond dat er een omvangrijk volksgezondheidsprobleem zou ontstaan. Dit leidde tot de ontwikkeling van nieuwe nationale en internationale beleidskaders.

De consumptie van de verschillende drugs is aan flinke schommelingen onderhevig en in zijn totaliteit toegenomen. In Nederland gaat slechts een klein percentage gebruikers van softdrugs over naar het gebruik van harddrugs. Het aantal mensen dat verslaafd is aan opiaten (zoals heroïne, morfine en methadon) is in Nederland relatief laag. Bovendien is het al jaren niet meer toegenomen. Het ligt ver onder het aantal gebruikers van cannabis. Er is geen aanwijzing dat het gebruik van harddrugs wordt aangewakkerd door het Nederlandse beleid inzake softdrugs.

In het Nederlandse beleid gaat men ervan uit dat het niet mogelijk is het drugsgebruik door krachtig overheidsbeleid geheel uit te bannen. Mede daardoor zijn de doelstellingen realistisch geformuleerd. Het accent ligt op het beheersbaar houden van de maatschappelijke problemen en gezondheidsproblemen die aan drugsgebruik zijn gerelateerd én op het bestrijden van de illegale productie van en handel in drugs.

Hierna gaan we nader in op enkele facetten van het drugsbeleid.

3.4.1 Risicobenadering

De overheid ziet het als haar taak om zoveel mogelijk te voorkomen dat (vooral jeugdige) burgers overgaan tot drugsgebruik. Het streven is er verder op gericht om aan de problematische gebruikers een medisch en/of sociaal hulpaanbod te doen. De hulp kan leiden tot volledige abstinentie, maar ook verbetering van de sociale en medische toestand of beperking van de schade (*harm reduction*) behoort tot de mogelijkheden.

De Nederlandse wetgever maakt onderscheid tussen drugs met onaanvaardbare risico's voor de gezondheid en hennepproducten waarvan de risico's minder groot worden geacht. Het doel van het strafrecht in dit verband is het beschermen van het belang van de volksgezondheid. In de nadere uitwerking van het Nederlandse drugsbeleid is rekening gehouden met de ernst van de potentiële gezondheidsschade die aan het gebruik of misbruik van de drugs is gerelateerd.

3.4.2 Belang volksgezondheid

In Nederland is, in overeenstemming met de internationale verdragen, het gebruik van drugs niet strafbaar. De harddrugsgebruiker wordt in Nederland allereerst bezien door de bril van de gezondheidszorg. Daarom is er een gedifferentieerd complex van preventieve en hulpverlenende voorzieningen tot stand gebracht. De Nederlandse overheid spant zich in om steeds betere behandelvormen te ontwikkelen. Justitie hanteert eveneens als uitgangspunt dat voor drugsverslaafde personen een medische behandeling de voorkeur verdient boven het ondergaan van een vrijheidsstraf.

Van groot belang is de verbetering van de sociale integratie van de (ex)-drugsgebruikers. Om dat te bewerkstelligen is er overal in Nederland deskundige hulp beschikbaar. Daarvoor bestaan geen financiële belemmeringen. De verslavingszorg is echter niet exclusief gericht op het bereiken van volledige abstinentie, maar streeft ook andere doelen na, zoals de verbetering van de medische toestand en het maatschappelijk functioneren van de drugsgebruikers.

Om individuele en algemene risico's van drugsgebruik te voorkomen en/of te beperken zijn voorzieningen geschapen om drugsverslaafde personen te helpen bij het ontwennen van het gebruik en het verbeteren van hun fysieke en mentale gesteldheid en sociale omstandigheden. De drempel naar de hulpverleningsinstellingen is laag. Omdat drugsgebruik niet leidt tot strafvervolging, hoeven gebruikers niet te vrezen dat ze na aanmelding een strafblad krijgen. Dit laat onverlet dat drugsgebruik in Nederland geen algemeen geaccepteerd verschijnsel is.

3.4.3 Strafrechtelijke aanpak

Het accent op de belangen van de volksgezondheid gaat overigens samen met een krachtige strafrechtelijke aanpak van de productie van en de handel in harddrugs. Vooral door het georganiseerde karakter hiervan heeft de ontmanteling van criminele organisaties die zich met de handel in soft- of harddrugs bezighouden, voor de Nederlandse recherche een zeer hoge prioriteit. Hiermee volgt Nederland op hoofdlijnen het internationale bestrijdingsmodel, zoals dat is vastgelegd in het Enkelvoudig Verdrag inzake verdovende middelen van de Verenigde Naties.

De strafrechtelijke inspanningen betekenen een grote belasting voor politie en justitie. De strafrechtelijke bestrijding van de drugshandel heeft ertoe geleid dat het aantal door de rechters opgelegde jaren vrijheidsstraf is gestegen. Mede hierdoor is de capaciteit van het Nederlandse gevangeniswezen in de afgelopen vijftien jaar fors uitgebreid. De overheid treedt ook actief op bij verstoringen van de openbare orde en bij overlast als gevolg van drugsgebruik.

In ▶par. 4.4.1 wordt verder ingegaan op justitiële verslavingszorg.

3.4.4 Rollen van de diverse overheden

In Nederland is, in overeenstemming met het beleidsuitgangspunt dat in het drugsbeleid het belang van de volksgezondheid centraal staat, het ministerie van Volksgezondheid, Welzijn en Sport (VWS) verantwoordelijk voor de coördinatie van het drugsbeleid op nationaal niveau. Verder is VWS verantwoordelijk voor het preventie- en hulpverleningsbeleid. Hiernaast zijn twee andere ministeries zeer nauw betrokken bij het drugsbeleid: het ministerie van Veiligheid en Justitie (V&J) en dat van Binnenlandse Zaken en Koninkrijksrelaties (BZK). V&J is verantwoordelijk voor de handhaving van de drugswetgeving (opsporing en vervolging). BZK is verantwoordelijk voor onderwerpen op het gebied van lokaal bestuur en politie.

In 2009 heeft de regering het drugsbeleid herijkt (zie het kader Evaluatie van beleid en nieuwe wegen in ▶par. 3.4.9). Dit leverde een nieuwe centrale doelstelling op. Deze luidt nu:

» Het Nederlands drugsbeleid richt zich op het tegengaan en reduceren van drugsgebruik, zeker voor zover leidend tot gezondheids- en sociale schade, en eveneens op het voorkomen en verminderen van de schade die aan het gebruik van, de productie van en de handel in drugs is verbonden.

In het kielzog hiervan is ook de bestuurlijke context van het beleid aangepast. Traditioneel lag het primaat bij Volksgezondheid. De nieuwe integrale benadering die spreekt uit de doelstelling houdt in dat er geen beleidsterrein is dat bij voorbaat belangrijker is dan een ander.

De afgelopen jaren heeft het gemeentelijk drugsbeleid meer inhoud gekregen. Gemeenten hebben duidelijker richtlijnen gekregen om overlast aan te pakken. Een aanzienlijk aantal gemeenten voert een eigen coffeeshopbeleid en heeft beleid ontwikkeld om de drugshandel te beheersen. In de gemeenten wordt het beleid gecoördineerd in het 'driehoeksoverleg'. Aan dit overleg nemen de burgemeester, de hoofdofficier van justitie (Openbaar Ministerie) en de korpschef van politie deel. In deze driehoek wordt onder andere het coffeeshopbeleid bepaald binnen de kaders van de OM-richtlijn.

3.4.5 Internationale samenwerking

De Nederlandse drugswetgeving is in overeenstemming met de internationale verdragen waarbij Nederland is aangesloten, zoals de verdragen van de Verenigde Naties (VN) van 1961, 1971 en 1988 en verschillende andere multilaterale verdragen die betrekking hebben op drugsbeleid.

In de opvatting van Nederland moet optimaal gebruik worden gemaakt van de wettelijke en verdragsrechtelijke mogelijkheden. De overheid staat open voor toekomstige beleidsontwikkelingen. Er wordt goed gelet op de beleidsontwikkelingen in andere landen, in het bijzonder in Europa. Op EU-niveau is er discussie over het vraagstuk van harmonisatie van wetgeving.

De Nederlandse regering hecht op het terrein van de drugs veel waarde aan internationale samenwerking. Behalve bij het bestrijden van drugshandel werkt Nederland ook op het gebied van volksgezondheid steeds nauwer met andere landen samen. De Nederlandse regering subsidieerde bijvoorbeeld lange tijd grensoverschrijdende projecten op het gebied van verslavingszorg, gericht op uitwisseling en praktische samenwerking met instellingen in de buurlanden. In verschillende grensregio's bestaan er samenwerkingsverbanden.

3.4.6 Bestrijding drugsgerelateerde criminaliteit

Nederland voert een actief opsporings- en vervolgingsbeleid ten aanzien van aan drugs gerelateerde criminaliteit. De overheid heeft echter als uitgangspunt dat strafrechtelijk ingrijpen niet tot gevolg mag hebben dat de gebruikers van drugs extra schade wordt toegebracht. Het accent ligt op de bestrijding van de handel en de beperking van het gebruik.

In Nederland worden door de politie aangetroffen drugs altijd in beslag genomen – dit geldt zowel voor hard- als softdrugs en ook als het gaat om kleine hoeveelheden voor eigen gebruik. Het OM heeft evenwel een aparte regeling (OM-richtlijn) getroffen die het mogelijk maakt dat in coffeeshops een beperkte voorraad softdrugs aanwezig is voor de verkoop aan de bezoekers.

3.4.7 Coffeeshops

Een belangrijk onderdeel van het Nederlandse beleid vormt de verkoop van softdrugs in zogenoemde coffeeshops. Een coffeeshop is een horecagelegenheid waar onder bepaalde voorwaarden softdrugs mogen worden verkocht. Volgens een richtlijn van het OM van 1 januari 2001 wordt alleen afgezien van vervolging van de verkoop van softdrugs in coffeeshops als zij voldoen aan een aantal criteria.

Met het toelaten van gecontroleerde verkooppunten voor softdrugs beoogt de Nederlandse overheid een scheiding aan te brengen en in stand te houden tussen de softdrugsgebruikers en de milieus waarin harddrugs worden gebruikt. Softdrugsgebruikers, onder wie veel jongeren die met softdrugs experimenteren, worden hierdoor afgeschermd van het criminele circuit van de handel in harddrugs. Voor hen is het risico van een strafblad hiermee aanmerkelijk kleiner geworden, wat van belang is voor het behoud van hun maatschappelijke integratie.

De afgelopen twintig jaar is er een groot aantal wetten gemaakt en maatregelen genomen om de overlast rond coffeeshops en het aantal ervan in te perken. In veel opzichten zijn de middelen van de (i.h.b. gemeentelijke) overheid om daadkrachtig op te treden, toegenomen. En evaluatierapporten geven ook aan dat op beide gebieden resultaten zijn geboekt: minder overlast, ook al is die in grensstreken nog steeds aanzienlijk, én het aantal shops is drastisch gedaald. Beleidsvoornemens zijn erop gericht de beheersing van de gedoogde verkoop te optimaliseren.

In verschillende landen, waaronder enkele staten in de VS, is sprake van een liberalisering van de wetgeving inzake de verkoop van (vooral medicinale) cannabis.

Begin 2017 nam de Tweede Kamer een motie aan om de wietteelt te reguleren. Een initiatiefvoorstel van D66 wil een einde maken aan de in Nederland heersende praktijk dat cannabis wel mag worden verkocht in een coffeeshop, maar niet mag worden geteeld of aangevoerd. Of dit voorstel kracht van wet krijgt, is nog niet duidelijk.

3.4.8 Bestrijding overlast

De door burgers ervaren overlast en onveiligheid in hun leefomgeving worden zeker niet alleen veroorzaakt door drugshandel of -gebruik, maar ze vormen daarvan wel een belangrijk bestanddeel. Een relatief klein aantal drugsverslaafde personen is verantwoordelijk voor de overlast die door burgers en overheden wordt waargenomen.

In Nederland is sprake van een integrale aanpak van de overlastproblematiek. Sinds 1993 wordt door de Nederlandse overheid systematisch aandacht besteed aan de vermindering van de overlast die wordt veroorzaakt door de handel in en het gebruik van drugs.

3.4.9 Kosten van beleid

Nederland besteedt veel geld aan drugsbeleid: per hoofd van de bevolking ongeveer evenveel als de VS, die worden gezien als een natie waarin een permanente *war on drugs* wordt gevoerd. Zo gaan er jaarlijks honderden miljoenen euro's naar behandeling en schadebeperking. Aanzienlijk hogere bedragen worden gespendeerd aan de wetshandhaving. In totaal werd in 2003 naar schatting een bedrag van meer dan twee miljard euro aan drugsbeleid uitgegeven. Het beeld dat Nederland vooral een land van gedogen is, en 'niets' doet aan de bestrijding van de aan drugs gerelateerde criminaliteit, klopt dus niet. Het is aannemelijk dat sinds 2003 de kosten van het beleid aanzienlijk zijn gestegen. Een goed overzicht van de kosten van het drugsgebruik is gemaakt door Valkema.

> **Zie**
> - Valkema, W. Red Nederland, legaliseer drugs. *De Correspondent*, 9-9-2015. Pdf op website: ▶ decorrespondent.nl.
> - ▶ decorrespondent.nl/3314/red-nederland-legaliseer-drugs/453449045852-23db3587.

In 2014 bracht de Stichting Maatschappij en Veiligheid het rapport *Alternatieven voor de aanpak van drugs* uit. Dit rapport is niet specifiek gericht op het maken van een schatting van de totale kosten als gevolg van de illegale status van de in de Opiumwet opgenomen drugs. Het geeft wel een goed inzicht in de diverse aspecten waarmee bij zo'n schatting rekening moet worden gehouden.

Zie
- ▶ www.maatschappijenveiligheid.nl/wordpress/wp-content/uploads/2014/03/140318-achtergrondstudie-drugsaanpak.pdf.

Evaluatie van beleid en nieuwe wegen

Het Trimbos-instituut en het WODC hebben in 2009, in samenwerking met een groot aantal deskundigen, het Nederlandse drugsbeleid geëvalueerd. Aan dit omvangrijke en diepgravende rapport ontlenen we het volgende:

- Het beleid had niet kunnen tegengaan dat het drugsgebruik vanaf eind jaren tachtig tot midden jaren negentig – ook onder jeugdigen – was toegenomen.
- Het drugsgebruik onder de algemene bevolking was vergeleken met andere Europese landen en de VS gemiddeld (cannabis) tot laag (heroïne) te noemen (xtc vormde daarop een uitzondering). Er was verder een stabilisatie waarneembaar.
- Wat de beperking van de individuele (gezondheids)risico's betreft, leek het beleid redelijk geslaagd. Wel kwam riskant gebruik vaker voor onder groepen kwetsbare jongeren. Verder was de hulpvraag voor cannabisproblemen in de verslavingszorg toegenomen. NB Frequent cannabisgebruik ging vaak samen met harddrugsgebruik, spijbelen en andere gedragsproblemen. Weliswaar kon het cannabisgebruik niet worden aangemerkt als 'oorzaak', maar de aanwezigheid ervan vormde wel een signaal voor onderliggende problematiek en verslechtering daarvan.
- Wat de door langdurig problematische harddrugsgebruikers gepleegde criminaliteit betreft, was een daling waarneembaar in de vermogensdelicten (afname aantal opiaatverslaafde personen). Het aantal door drugsgebruikers gepleegde geweldsdelicten was echter toegenomen.
- De vijftien jaar daarvoor was extra aandacht besteed aan de productie en handel. De inspanningen ten aanzien van cocaïne, xtc en cannabis waren geïntensiveerd; het ging om nationaal en internationaal opererende criminele samenwerkingsverbanden.
- Ook was er extra aandacht nodig voor de aan drugs gerelateerde overlast in het bijzonder in enkele grensgemeenten.

Zie verder:
- Laar, M. van & Ooyen-Houben, M. van. (2009; Red.). *Evaluatie van het Nederlands drugsbeleid*. Utrecht/Den Haag: Trimbos-instituut/WODC. Pdf: ▶ assets.trimbos.nl/docs/cf089eb0-b227-47f5-8904-2de21eada502.pdf.

Op grond van deze studie en het daaropvolgende rapport van een door de regering ingestelde Adviescommissie (Commissie Van de Donk) zijn enkele accenten aangebracht in het drugsbeleid:

- Meer aandacht voor (i.h.b. kwetsbare) jongeren.
- De coffeeshops moeten weer fungeren als verkooppunten voor de lokale gebruikers.
- De strijd tegen de georganiseerde drugsmisdaad moet worden versterkt en verbreed.
- Permanente monitoring van de uitvoering en handhaving van het drugsbeleid. Ook moet er meer worden samengewerkt door de verschillende beleidsinstanties.

Zie verder:
- Adviescommissie Drugsbeleid [Commissie Van de Donk]. (2009). *Geen deuren maar daden. Nieuwe accenten in het Nederlands drugsbeleid*. Den Haag: Ministerie van Veiligheid en Justitie. Pdf: ▶www.rijksoverheid.nl/documenten/rapporten/2009/09/15/rapport-geen-deuren-maar-daden-nieuwe-accenten-in-het-nederlands-drugsbeleid.

Zie verder:
- De diverse aspecten van (de effectiviteit van het) drugbeleid, deels ook interessant als bron van historische informatie, komen aan de orde in een themanummer van het *Tijdschrift voor Criminologie* (2006, 48, 2).

Actuele informatie over de ontwikkeling van het Nederlands drugsbeleid is te vinden op:
- ▶www.tweedekamer.nl/vergaderingen/uitgelicht/drugs.

Meer informatie over landelijk en gemeentelijk drugsbeleid is te vinden op:
- ▶www.hetccv.nl.

3.5 Beleid met betrekking tot kansspelen

De overheid ziet de markt van kansspelen niet als een gewone markt, omdat er aanzienlijke risico's mee zijn gemoeid: deelname kan verslavend werken, en kansspelen zijn kwetsbaar voor criminele handelingen (zoals witwassen van illegaal verkregen geld). Daarom zijn er diverse regelingen getroffen om het aanbod en het gebruik van kansspelen in goede banen te leiden. Centraal hierin staat de Wet op de kansspelen (zie ▶www.wetten.nl). Het beleid rondom kansspelen wordt weliswaar gevoerd door het Ministerie van Veiligheid en Justitie (V&J), maar men heeft wel degelijk oog voor de risico's op verslaving.

Een in de afgelopen jaren belangrijk discussiepunt betrof het organiseren van kansspelen op afstand (via internet). Hierover is in 2014 door V&J en rapport uitgebracht inclusief een voorstel tot wetswijziging.

Zie
- ▶www.rijksoverheid.nl/documenten/rapporten/2014/07/23/nader-rapport-wet-koa-wet-op-de-kansspelen.

In 2016 is een voorstel tot wijziging van de Wet op de kansspelen door de Tweede Kamer aangenomen. Hierdoor heeft, in geval de Eerste Kamer akkoord gaat, de overheid straks meer middelen in handen om gokken via internet te reguleren.

Onderzoek naar kansspelen
Uit onderzoek 2005 bleek het volgende:
- De deelname aan kansspelen is wijdverbreid; loterijen zijn het populairst, en de belangstelling voor deelname aan bingo en casinospelen neemt toe.
- Kansspelautomaten en casinospelen zijn het meest verslavend. Spelers die zowel op kansspelautomaten in de horeca als in speelautomatenhallen spelen, lopen het grootste risico op kansspelverslaving.

- De speelfrequentie is een belangrijke indicator voor kansspelproblemen: hoe vaker men speelt, des te groter het risico.
- Het preventiebeleid van aanbieders kan een belangrijke bijdrage leveren aan het voorkomen van kansspelverslaving en het beperken van de nadelige effecten daarvan. En het weren van kansspelautomaten uit de laagdrempelige horeca blijkt effectief te zijn.

Uit:
- Bruin, D. de, et al. (2005). *Verslingerd aan meer dan een spel. Een onderzoek naar de aard en omvang van kansspelproblematiek in Nederland*. Utrecht: WODC/CVO.

Zie ook:
- Homburg, G. H. J. & Oranje, E. (2009). *Aard en omvang van illegale kansspelen in Nederland*. Amsterdam: Regioplan Beleidsonderzoek, WODC.

In 2015 werd een rapport uitgebracht over de risico's en preventie van kansspelverslaving. Een van de belangrijkste conclusies was dat spelers die met contant geld speelden, via prepaid telefoons of via internetcafés, een groter risico liepen op het ontwikkelen van problematisch speelgedrag dan de spelers die via een account of in een loyaliteitsprogramma speelden. Het rapport geeft (i.h.b. aan de Kansspelautoriteit) aanwijzingen voor de preventie van verslaving aan kansspelen en/of het beperken van de risico's daarvan.

Zie:
- Bruin, D. E. de. (2015). *Kansspelverslaving, risico's en preventie. Literatuuronderzoek naar de risico's van kansspelen en de aard en effectiviteit van preventieve maatregelen*. Utrecht: CVO – Research & Consultancy.
- Bruin, D. de & Labree, M. (2014). *Kansspelen op afstand. Legalisering van online kansspelen in Europa: ontwikkelingen in kansspeldeelname en -verslaving*. Utrecht: CVO – Research & Consultancy.
- Leeuwen, L. van, et al. (2015). *Preventieplan kansspelen op afstand*. Utrecht: Trimbos-instituut.

3.6 Beleid met betrekking tot behandeling en preventie

Het beleid in Nederland is gericht op het bevorderen van een gedifferentieerd hulpaanbod. Daarmee kan het aanbod zo goed mogelijk worden afgestemd op de grote verscheidenheid aan hulpvragen. Er wordt op gelet dat de zorgprogramma's goed inspelen op de veranderingen in problematiek. Dat betekent onder andere dat er een goed zicht moet zijn op de besmettelijke ziekten (aids, tbc, hepatitis) die bij deze doelgroepen vaker voorkomen.

Het beleid van de overheid en instellingen is niet alleen gericht op de opvang en behandeling van verslaafde personen. Veel aandacht gaat uit naar de preventieactiviteiten vanuit de instellingen voor verslavingszorg en de gemeentelijke gezondheidszorg. De preventieprogramma's zijn gericht op scholieren, jongeren in uitgaansgelegenheden of andere risicogroepen. Voorlichting vindt zowel lokaal als ook landelijk (massamedia) plaats.

De Nederlandse overheid ziet het als haar taak de voorwaarden voor de ontwikkeling, implementatie en evaluatie van preventie- en voorlichtingsactiviteiten te scheppen. De uitvoering is voor een belangrijk deel in handen van gespecialiseerde instellingen of van organisaties die nauw met de doelgroepen in contact staan. Te denken valt aan scholen, voorzieningen voor jeugdwerk of jeugdhulpverlening, of sportverenigingen.

Behandeling, zorg en herstel bij verslaving

4.1 Inleiding – 48

4.2 Structuur van de verslavingszorg – 49
4.2.1 Ambulante voorzieningen – 50
4.2.2 Klinische voorzieningen – 51

4.3 Verslavingszorg in cijfers – 52

4.4 Werking van de verslavingszorg – 53
4.4.1 Preventie van verslavingsproblemen – 53
4.4.2 Hulpverlening aan mensen met een verslaving – 59

4.5 Zorg aan mensen met een verslaving – 61
4.5.1 Voorbereiden, initiëren en organiseren van hulp – 61
4.5.2 Detoxificatie en vervangingsbehandeling – 66
4.5.3 Beperken van schade – 68
4.5.4 Motiveren tot verandering – 70
4.5.5 Voorkomen van terugval – 71
4.5.6 Verlenen van praktische zorg – 79
4.5.7 Justitiële verslavingszorg – 79
4.5.8 Dwang en drang – 82
4.5.9 Behandelen van psychiatrische comorbiditeit – 84
4.5.10 Jongeren en jongvolwassenen – 87
4.5.11 Behandelen volgens wetenschappelijke richtlijnen – 89
4.5.12 Ouderen – 92
4.5.13 Patiëntenperspectief in beweging – 93
4.5.14 Herstel en ervaringsdeskundigheid – 95
4.5.15 Monitoring – 98

© Bohn Stafleu van Loghum, onderdeel van Springer Media B.V. 2017
J. van der Stel, *Wat elke professional over verslaving moet weten*, DOI 10.1007/978-90-368-1808-7_4

4.1 Inleiding

In dit hoofdstuk bespreken we de structuur en werking van de verslavingszorg. Ruim aandacht wordt gegeven aan de studies, protocollen en richtlijnen die in het kader van het project Resultaten Scoren zijn verschenen. Verder zijn er uitgebreide overzichten opgenomen van thema's die in de tekst slechts fragmentarisch worden aangestipt.

De Nederlandse verslavingszorg is in de periode eind negentiende, begin twintigste eeuw ontstaan. Eerst werden asielen voor drankzuchtigen (voornamelijk mannen) opgericht, later werden in de steden consultatiebureaus voor alcoholisme opgericht, mede omdat de drankzuchtigen een armetierig bestaan leidden en de asielen hun terugkeer in de maatschappij eerder bemoeilijkten dan bevorderden. Het initiatief daartoe kwam telkens van organisaties voor drankbestrijding, die ook een belangrijk deel van de kosten voor hun rekening namen.

De consultatiebureaus heetten vaak 'medisch', maar het leeuwendeel van het werk bestond uit een vorm van maatschappelijk werk. Om aan geld te komen, gingen diverse bureaus ook met geld van de rijksoverheid reclasseringswerk verrichten. Pas na de Tweede Wereldoorlog, en in het bijzonder vanaf de jaren tachtig van de vorige eeuw, is er sprake van professionalisering van de zorg. Op basis van nieuwe wetenschappelijke inzichten in het verslavingsproces worden de eerste echt effectieve behandelvormen ontwikkeld.

De verslavingszorg is in de eerste zeventig of tachtig jaar van haar bestaan in Nederland hoofdzakelijk gericht geweest op alcoholproblemen. De laatste dertig jaar vraagt het drugsprobleem zelfs iets meer aandacht van de hulpverlening dan het alcoholprobleem.

In de verslavingszorg zijn diverse disciplines werkzaam. Traditioneel waren dat in de ambulante voorzieningen vooral het maatschappelijk werk; het aantal maatschappelijk werkers is gedeeltelijk ingeperkt ten gunste van (sociaalpsychiatrisch) verpleegkundigen. In de beginperiode had elke instelling wel contact met een (vrijgevestigde) psychiater. Deze was belangrijk als adviseur, maar de psychiatrische middelen voor behandeling waren lange tijd heel beperkt. Daarin is verandering gekomen. Verder is de bijdrage van (basis)artsen en verslavingsartsen (inmiddels erkend als een nieuw medisch specialisme), die onder andere een belangrijke bijdrage leveren aan de ontgifting, en van (klinisch) psychologen en verslavingspsychologen in de afgelopen decennia fors toegenomen. Nieuw is de opkomst van de betrokkenheid van ervaringsdeskundigen of ervaringswerkers in de verslavingszorg. Ook in het verleden werkten er weliswaar veel ex-cliënten in deze sector, zoals in de zogenaamde therapeutische gemeenschappen, maar inmiddels is de inbreng van de ervaringswerkers en/of het perspectief van (ex-)cliënten structureel.

Mensen met verslavingsproblemen komen vaak pas na een lange weg bij de verslavingszorg terecht. Ook eerstelijnsvoorzieningen (in het bijzonder de huisartsen), de ziekenhuizen (in geval van ongevallen of geweldsdelicten) en de algemene psychische gezondheidszorg (vanwege de combinatie van verslaving met een andere stoornis, zoals angst of depressie) worden met de gevolgen van misbruik van middelen geconfronteerd. Omdat men in zulke gevallen zelden direct kan verwijzen naar een instelling voor verslavingszorg of omdat de persoon zelf daar niet van wil weten, is het belangrijk dat men ook buiten de verslavingszorg over kennis en kunde op dit terrein beschikt.

> **Zie over de geschiedenis van de Nederlandse verslavingszorg**
> - Stel, J. van der. (2016). *Canon Verslavingszorg*. Amsterdam: Vereniging Canon Sociaal Werk.
>
> Zie ook, met aanvullende informatie:
> - ▶ www.canonsociaalwerk.eu/nl_vsz/.

4.2 Structuur van de verslavingszorg

Nederland heeft een uitgebreid en gedifferentieerd netwerk van medische en sociale voorzieningen die zich richten op het voorkómen en behandelen van problematisch gebruik van alcohol, drugs en andere psychoactieve stoffen, zoals medicijnen. Deze gespecialiseerde verslavingszorg is een onderdeel van de psychische gezondheidszorg (ggz). Tot de functies behoren preventie, consultatie, medische en maatschappelijke opvang, begeleiding, behandeling en nazorg. Alle functies zijn op lokaal of regionaal niveau aanwezig en worden uitgevoerd door netwerken van samenwerkende instellingen.

Een belangrijke doelstelling van de verslavingszorg is het bereiken van een middelenvrij bestaan. Ook het verbeteren van het lichamelijk en maatschappelijk functioneren, zonder dat dit uitsluitend is gericht op beëindiging van de verslaving, behoort tot de doelen.

De hulpverleningsinstellingen streven naar een integrale aanpak met aandacht voor de gehele leefsituatie van de cliënt. Zo'n hulpaanbod vereist dat er samenwerking bestaat tussen de diverse voorzieningen binnen de verslavingszorg, maar ook tussen verslavingszorg en andere instanties, zoals de algemene gezondheidszorg, politie en justitie. De instellingen voor verslavingszorg leveren zowel ambulante als (zij het steeds korter durende) klinische zorg. Bijzonder aan de Nederlandse verslavingszorg is dat de ambulante taak daarvan vanouds heel dominant is geweest. Al vanaf 1909 werden er in Nederland aparte consultatiebureaus opgericht – tientallen jaren eerder dan dit voor de psychische gezondheidszorg het geval was. Om redenen van financiering richtten deze bureaus zich vooral op justitie (reclassering).

Verslaving wordt in Nederland in eerste instantie gezien als een gezondheidsprobleem. Een deel van de drugsverslaafde personen is echter sterk crimineel en veroorzaakt maatschappelijke overlast. Het Nederlandse beleid gericht op drugsgebruikers streeft ernaar te voorkomen dat de verslaving leidt tot toenemende gezondheidsproblemen, verloedering, verspreiding van ziekten, onder andere via gebruikte naalden, en tot overlast voor de omgeving en criminaliteit. De hulpverlening heeft ook als doel te voorkomen dat verslaafde personen in het criminele milieu belanden.

Ontwenning is meestal een kwestie van lange termijn. Daarom is het ook belangrijk te werken aan het stabiliseren van de verslaving, als blijkt dat volledige abstinentie (nu nog) niet haalbaar is. De hulpverlening is erop gericht zoveel mogelijk harddrugsverslaafde personen te bereiken. Naar schatting zeventig tot tachtig procent van de opiaatverslaafde personen heeft contact met de hulpverlening. Hierdoor is er ook inzicht in de omvang van de problematiek, zodat het beleid zo goed mogelijk op de concrete situatie kan worden afgestemd. De laatste jaren is de gemiddelde leeftijd van de heroïneverslaafde personen die in contact staan met de hulpverlening aanmerkelijk gestegen: inmiddels is deze bijna vijftig jaar. Daarmee is ook de behoefte aan zorg toegenomen. Verder blijkt bij deze groep in hoge mate sprake te zijn van psychiatrische comorbiditeit.

De gespecialiseerde verslavingszorg bestaat uit een aantal grote regionale instellingen, met vestigingen in alle grote gemeenten. De instellingen leveren zowel ambulante als intramurale zorg. Hiernaast zijn er nog enkele verslavingsklinieken die deel uitmaken van algemene psychiatrische instellingen. Ook de algemene ziekenhuizen hebben in Nederland enkele honderden bedden voor verslaafde patiënten (NB De algemene ziekenhuizen zijn echter over het algemeen terughoudend jegens verslaafde patiënten). In de uitvoering van de verslavingszorg zijn aspecten van psychische gezondheidszorg, somatische gezondheidszorg, maatschappelijke hulp- en dienstverlening en justitiële dienstverlening vaak onlosmakelijk met elkaar verbonden. Een trend is verder dat, vooral door fusies en minder op geleide van inhoudelijke overwegingen, de verslavingszorg en de algemene ggz naar elkaar toegroeien. Zo zijn er (gezamenlijke) klinieken tot stand gekomen die specifiek bedoeld zijn voor patiënten met een verslavingsprobleem en een bijkomend psychiatrisch probleem.

De hulpverleningstrajecten omvatten een breed scala van activiteiten: van 'outreachings'-werkvormen, laagdrempelige basisopvang, dwang- en drangprojecten tot en met klinische behandeling en maatschappelijk herstel. Op grond van de Zorgverzekeringswet worden de kortdurende behandelingen gericht op genezing gefinancierd – zowel ambulant als (maximaal voor één jaar) klinisch. Daarna treedt de AWBZ in werking.

Recente wijzigingen
Sinds 2014 is de zorg gereorganiseerd. Met onderscheidt thans drie onderdelen:
1. Eerste lijn. Dit is de huisartsenzorg die wordt begeleid door deskundigen, de zogenaamde praktijkondersteuner (POH). De huisartsen hebben de mogelijkheid de praktijkondersteuning flexibel in te richten. Naast consultatie bij een specialist kan ook van e-health gebruik worden gemaakt.
2. Generalistische basiszorg. Deze zorg richt zich op mensen met lichte tot matige, niet-complexe psychische problemen. Ook behandelt de basiszorg mensen met een weliswaar chronische maar stabiele problematiek. De basiszorg levert diverse vormen van (kortdurende) behandeling, diagnostiek, e-health en de mogelijkheid van consultatie.
3. Specialistische zorg en langdurige klinische behandeling. Deze zorg richt zich op mensen met ernstige of complexe psychische problemen.

Financiering
De diverse vormen van verslavingszorg worden op vijf manieren gefinancierd:
1. Jeugdwet en de Wet maatschappelijke ondersteuning (WMO) – deze wetten worden uitgevoerd door de gemeenten. NB Gemeenten zijn ook verantwoordelijk voor de financiering van de medicinale verstrekking van heroïne.
2. Zorgverzekeringswet – deze wet wordt uitgevoerd door verzekeraars.
3. Wet langdurige zorg (Wlz) – de uitvoering verloopt via de zogenaamde zorgkantoren.
4. Ministerie van Veiligheid en Justitie – dit vindt uitsluitend plaats als er sprake is van een strafrechtelijke titel.

4.2.1 Ambulante voorzieningen

Belangrijke taken van de ambulante voorzieningen zijn preventie, consultatie en hulpverlening. De consultatie heeft als doel de deskundigheid van hulpverleners in algemene voorzieningen voor gezondheidszorg of welzijnswerk te bevorderen en hun te adviseren als zij betrokken zijn bij de hulp aan verslaafde cliënten.

Het hulpaanbod is breed samengesteld. Het varieert van crisisopvang, methadonverstrekking, maatschappelijke begeleiding, hulp bij afkicken, tot en met socialevaardigheidstrainingen en psychotherapie. Behalve aan de verslaafde personen zelf wordt ook hulp geboden aan hun partners of (andere) leden van hun gezin. Verder zijn er voor specifieke groepen verslaafde cliënten gebruikersruimten.

Sinds begin jaren tachtig van de vorige eeuw bestonden in de grote steden of in regio's waar veel drugsproblematiek voorkwam ook aparte instellingen voor maatschappelijk georiënteerde verslavingszorg. De geboden hulp onderscheidde zich van de meer medisch georiënteerde Consultatiebureaus voor Alcohol en Drugs (CAD's) of klinieken, doordat ze het accent niet op 'afkicken' legden. Ze gingen uit van een 'aanvaardingsmodel', en de hulp was daarmee 'laagdrempelig'. Er werd sociale en maatschappelijke hulp geboden, die vaak was afgestemd op specifieke lokale problemen en cliëntgroepen. Bij het laatste kunnen we denken aan verslaafde personen met een migratieachtergrond of heroïneprostituees. Deze vorm van hulp is inmiddels ook geïntegreerd in grotere instellingen. Het bestaat thans uit methadonverstrekking, straathoekwerk, huiskamerprojecten, begeleid wonen en woon-werkprojecten. Ook aidspreventie (zoals spuitomruil) en voorlichting maken deel uit van deze vorm van verslavingszorg. De laatste jaren zijn de meeste van deze laagdrempelige instellingen opgegaan in grote instellingen. Daar staat tegenover dat er ook veel, zowel ambulante als klinische, 'particuliere voorzieningen' zijn bijgekomen die zowel basis- als specialistische zorg leveren.

De instellingen voor verslavingszorg hebben vanouds een functie op het terrein van de reclassering. Het reclasseringswerk vindt thans plaats op basis van een contract met de Stichting Verslavingsreclassering GGZ (SVG). Het werk richt zich op verslaafde personen die in aanraking zijn gekomen met politie en justitie. Het eerste contact om een hulpverleningsrelatie tot stand te brengen, wordt meestal gelegd op politiebureaus. De reclasseringswerker brengt voorlichtingsrapporten uit aan de rechter en begeleidt de verslaafde zo nodig tijdens en na een verblijf in een penitentiaire inrichting. Verder is deze functionaris betrokken bij de uitvoering van taakstraffen en controleert hij of de bijzondere voorwaarden die door de rechter of het OM in het kader van een voorwaardelijke veroordeling of een sepot (afzien van strafvervolging) zijn opgelegd, correct worden nageleefd. Zie verder ▶ par. 4.4.1 over forensische verslavingszorg.

4.2.2 Klinische voorzieningen

De klinische voorzieningen bieden behandelingen die variëren van een korte detoxificatieperiode (tot drie weken), kortdurende opnames (tot drie maanden) tot langer durende opnames (maximaal één jaar) waarbij intensieve behandelprogramma's worden geboden. De laatste jaren ligt het accent evenwel op ambulante zorg en worden lange opnames als een uitzondering gezien. Een aantal klinieken biedt deeltijdbehandelingen. Verschillende verslavingsklinieken beschikken ook over een polikliniek (ambulante hulppost). Deze poliklinieken zijn vooral bedoeld voor de nazorg aan de uit de kliniek ontslagen cliënten.

De langer durende opnames vinden vaak plaats in therapeutische gemeenschappen. De intramurale zorg is vooral gericht op het bereiken van abstinentie. Omdat daarvoor een voldoende mate van motivatie nodig is, vindt meestal een selectieprocedure plaats. De programma's zijn relatief hoogdrempelig. Omdat hierdoor bepaalde cliëntengroepen buiten de boot vielen, werden enkele jaren terug ook klinische voorzieningen, zoals Intramurale Motivatiecentra (IMC's), opgezet met minder verstrekkende doelstellingen. Hier wordt meer gewerkt aan het stabiliseren en verbeteren van de situatie van de verslaafde cliënten, als basis voor een vervolgbehandeling. De trend is echter dat de sector door afspraken met onder andere de overheid genoodzaakt is het aantal klinische opnames te beperken en (weer) volop in te zetten op ambulant werk.

4.3 Verslavingszorg in cijfers

De Nederlandse verslavingszorg besteedt veel aandacht aan het gebruik van harddrugs (opiaten, cocaïne, amfetamine/xtc en cannabis). In 2015 waren er ruim 29.000 personen vanwege het gebruik van opiumwetmiddelen als cliënt ingeschreven. Het aantal cliënten met problemen die gerelateerd zijn aan cannabis (nog steeds aangeduid als een 'softdrug') is thans bijna 11.000 personen. Van het totaal aantal cliënten in de verslavingszorg heeft ruim 19 % een (niet-westerse) migratieachtergrond. Het aantal personen dat een beroep doet op de verslavingszorg vanwege alcoholproblematiek is sinds de opkomst van de drugsproblematiek relatief gedaald, maar inmiddels neemt zij weer de belangrijkste plaats in. Ruim 29.000 personen zijn als alcoholcliënt geregistreerd in de verslavingszorg. De stijging was het gevolg van de hernieuwde aandacht in deze sector voor alcohol in vergelijking met drugs; dit neemt niet weg dat het aantal alcoholcliënten recent toch weer is gedaald. Van de personen die een beroep doen op de verslavingszorg is 24 % vrouw.

> **Zie verder**
> — Wisselink, D. J., et al. (2016). *Kerncijfers verslavingszorg 2015. Landelijk Alcohol En Drugs Informatie Systeem (LADIS)*. Houten: Stichting Informatie Voorziening Zorg. Pdf te vinden op: ▶ www.ladis.eu/nl/over-ladis/kerncijfers.

De hulpverlening of de gezondheidszorg ziet relatief weinig cliënten die in moeilijkheden komen door softdrugsgebruik, ofschoon dit aantal de laatste tien jaar wel iets is gestegen. Het gebruik van cannabis leidt bij ongeveer tien procent van de gebruikers tot lichamelijke of ernstige psychische verslaving. Er zijn vele duizenden gebruikers die jaren achtereen cannabis gebruiken. De lichamelijke gezondheidsschade is zeer serieus te nemen. Cannabis wordt gerookt in combinatie met tabak: de rook is kankerverwekkend en wordt daarenboven nog eens dieper geïnhaleerd om het gewenste effect te bereiken. Cannabisgebruik kan leiden tot, of samengaan met, psychiatrische problemen, zoals psychosen (schizofrenie) en paniekstoornissen. Er heeft zich ook een stijging voorgedaan in het aantal personen dat wegens cocaïneverslaving een beroep doet op de hulpverlening.

> **Registratiegegevens hulpverlening**
> Hierboven zijn reeds gegevens vermeld over het gebruik van de verslavingszorg alsmede het type hulp dat wordt verstrekt. Deze worden verzameld door de Stichting Informatievoorziening Zorg (IVZ). De IVZ beheert onder andere het Landelijk Alcohol en Drugs Informatie Systeem (LADIS). Dit is de nationale gegevensverzameling voor de ambulante verslavingszorg, waaronder de verslavingszorgreclassering. Het LADIS vormt een belangrijke bron van informatie over drugsgebruik. De IVZ brengt regelmatig eigen publicaties uit, zoals de Kerncijfers verslavingszorg. Ook stelt zij cliëntprofielen op en publiceert zij trendanalyses. Vanuit het LADIS worden tevens cijfers aan het EMCDDA geleverd. Informatie over LADIS-gegevens is te vinden op: ▶ www.sivz.nl.
> Omdat in Nederland in de drugshulpverlening vervangende middelen als methadon voor opiaatverslaving worden verstrekt aan heroïneverslaafde personen en op experimentele basis ook heroïne wordt voorgeschreven, is een landelijke registratiecentrale ingesteld: Landelijke Centrale Middelen Registratie (LCMR). Dit centrum is onderdeel geworden van de stichting IVZ. Het doel hiervan is misbruik of dubbele verstrekking tegen te gaan.

> De identificatie van de patiënt wordt zodanig uitgevoerd dat de verstrekking optimaal is beveiligd.
> Aan het in 2016 gepubliceerde overzicht ontlenen we de volgende ontwikkelingen:
> - Het aantal personen in de verslavingszorg is in 2015 ten opzichte van 2014 gedaald met 7 %.
> - De hulpvraag voor alcohol, cannabis, opiaten en cocaïne is verantwoordelijk voor 87 % van de totale hulpvraag. De voornoemde daling wordt vooral veroorzaakt door de afname bij deze groepen.
> - Het aantal hulpvragers voor GHB en xtc is relatief klein. Tegen de algehele trend in neemt het aantal hulpvragers hier toe.
> - Het gemiddeld aantal klinische verblijfsdagen neemt per persoon af. NB Dit komt overeen met het beleid om ambulante zorg prioriteit te geven.
>
> De Kerncijfers van het LADIS verschijnen jaarlijks en bevatten de belangrijkste kengetallen van de ambulante verslavingszorg in Nederland. Zie verder voor details:
> - ▶ www.ladis.eu/nl/over-ladis/kerncijfers.

4.4 Werking van de verslavingszorg

De verslavingszorg streeft diverse doelen na. We maken hier een grof onderscheid in preventie en hulpverlening. In ▶ par. 4.4.1 wordt eerst beschreven wat er gebeurt op preventief gebied. Daarna worden in de uitgebreide ▶ par. 4.4.2 diverse facetten van de hulpverlening in kaart gebracht. In ▶ par. 4.5.14 is er aandacht voor een relatief nieuwe ontwikkeling in de verslavingszorg die we aanduiden onder de noemer herstel en ervaringsdeskundigheid.

4.4.1 Preventie van verslavingsproblemen

De preventie is erop gericht te voorkomen dat mensen misbruik maken van psychoactieve stoffen en te bevorderen dat de schade zoveel mogelijk wordt beperkt wanneer zij dat toch doen. Op lokaal en regionaal niveau vinden talloze preventieactiviteiten plaats gericht op uiteenlopende doelgroepen. De preventiewerkers zijn meestal in dienst van een instelling voor verslavingszorg – ze ontwikkelen en implementeren preventieprogramma's en geven adviezen en ondersteuning aan derden.

Het Trimbos-instituut fungeert als het landelijk steunpunt voor de preventie van verslavingen en middelenmisbruik en coördineert de activiteiten van preventiewerkers. Het Trimbos-instituut streeft verder naar kwaliteitsverbetering, samenwerking rond internet, registratie van preventieactiviteiten en de versterking van de preventie gericht op mensen die reeds problematisch drugs gebruiken. Ook werkt het Trimbos-instituut mee aan de wetenschappelijke ontwikkeling van effectieve preventiemethoden in het kader van de stichting Resultaten Scoren.

De preventieactiviteiten op lokaal en regionaal niveau vallen beleidsmatig onder de verantwoordelijkheid van de gemeenten. Landelijke preventiecampagnes worden door de rijksoverheid gepland en gefinancierd. Deze activiteiten worden ondersteund door Verslavingspreventie Nederland. Zie: ▶ www.verslavingspreventienederland.nl.

Tegenwoordig maakt men onderscheid tussen *universele preventie* (gericht op de algemene bevolking), *selectieve preventie* (gericht op hoogrisicogroepen), *geïndiceerde preventie* (gericht op mensen met problemen) en *zorggerichte preventie* (gericht op mensen met een diagnose, zoals verslaving). Hier volgen enkele voorbeelden van het huidige preventiewerk.

> **Overzicht preventie psychische stoornissen en verslavingen**
> Het Trimbos-instituut publiceert op zijn website – ▶ www.trimbos.nl – een groot aantal bronnen over preventie zoals met betrekking tot alcohol en drugs, psychische gezondheid en allerlei netwerken.

Universele preventie: voorkomen van gebruik of misbruik van middelen

Het Trimbos-instituut voert al sinds 1990, tezamen met scholen en lokale instellingen, met succes het programma 'De gezonde school en genotmiddelen' uit. Het programma besteedt aandacht aan de risico's van drugs, alcohol, tabak en gokken. Dit programma richt zich op scholieren in verschillende leeftijdsgroepen en betrekt niet alleen leerkrachten, maar ook ouders bij de uitvoering. Van belang is dat de voorlichting over een bepaald genotmiddel wordt gegeven, zodra de kinderen de leeftijd hebben bereikt waarop zij met dat genotmiddel in aanraking kunnen komen. Inmiddels neemt driekwart van de scholen uit het voortgezet onderwijs aan dit project deel. De meeste gemeentelijke gezondheidsdiensten en instellingen voor verslavingszorg geven hun steun hieraan. Veel scholen hebben een *genotmiddelenreglement* gemaakt. Ze zijn nu beter in staat gebruik van middelen te signaleren, leerlingen met problemen te begeleiden en ouders op dit onderwerp bij de school te betrekken. In het kader van dit project zijn folders, brochures, lesboekjes, handboeken, posters, ansichtkaarten en dvd's ontwikkeld. Uit onderzoek blijkt dat het project een positief effect heeft op kennis en gedrag. Het lijkt er bovendien op dat bij de deelnemende scholen het gebruik van genotmiddelen een gunstiger beloop heeft.

> **Zie over gezonde school en genotmiddelen**
> — ▶ www.dgsg.nl.

Een vergelijkbaar samenwerkingsproject is het project Uitgaan, alcohol en drugs. Het doel hiervan is het voorkomen van problematisch middelengebruik onder uitgaande jongeren. De achterliggende gedachte hierbij is dat preventie het meeste effect heeft als jongeren worden bereikt gedurende langere tijd, op verschillende manieren (o.a. *peer education*), op verschillende plaatsen en via verschillende kanalen. Het project richt zich op alle jongeren (gebruikende en niet-gebruikende) en beperkt zich niet tot één middel.

> **Zie**
> — ▶ www.drugsinfo.nl/publiek.

Het Trimbos-instituut fungeert als het landelijke voorlichtingsbureau over drugs (alsmede alcohol en roken). Dit instituut heeft tot taak het aanbod van voorlichtingsactiviteiten over drugs te verbeteren. Er is een databank met een overzicht van het bestaande voorlichtingsmateriaal. Op internet wordt informatie verstrekt en er is de telefonische Drugs Infolijn waar mensen ook persoonlijk te woord worden gestaan.

> **Zie hiervoor**
> ▶ www.drugsinfo.nl/publiek of Drugs Infolijn (0900-1995).

De voorlichting aan het grote publiek wordt – met steun en op aanwijzing van de overheid – uitgevoerd door landelijke instellingen. Zij maken gebruik van massamedia, maar zorgen ook voor ondersteuning van hun campagnes door plaatselijk werkende instellingen. Daarmee wordt het bereik van de campagnes sterk vergroot. Lang is gedacht dat het verstandig was terughoudend te zijn ten aanzien van grootschalige drugscampagnes. Men zag als risico dat het probleem onevenredig zou worden uitvergroot en dat averechtse effecten konden worden bereikt. Inmiddels is deze visie herzien en is sinds 1996 de massamediale voorlichting over drugs geïntensiveerd.

Specifiek gericht op de preventie van alcoholmisbruik is de STAP – Nederlands instituut voor alcoholbeleid actief.

> **Zie over de activiteiten van deze stichting**
> ▶ www.stap.nl.

> **Effectieve verslavingspreventie**
> In opdracht van Resultaten Scoren is alweer enkele jaren terug een inventariserende studie uitgevoerd om een groslijst samen te stellen van bewezen effectieve en veelbelovende interventies op het gebied van preventie. Verder is in deze studie nagegaan of in die interventies gemeenschappelijke elementen aanwezig zijn die het succes en de effectiviteit verhogen. De aandacht spitste zich toe op schoolinterventies, wijkgerichte preventie én ouders- en opvoedingsondersteuning.
> De gevonden interventies werden ingedeeld in deze vier categorieën: bewezen effectief, veelbelovend, bewezen niet-effectief en anders (er zijn negatieve effecten gevonden). Vanuit de wens om meer evidencebased te werken, adviseren de onderzoekers om bewezen effectieve interventies, die daadwerkelijk effecten hebben op het gebruik van verslavende middelen, te vertalen en te bewerken voor de Nederlandse praktijk. Verder adviseren de onderzoekers om de aandacht vooral te richten op interventies die in Nederland nog weinig voorkomen, zoals gezinsgerichte en community-programma's.
> Zie verder:
> - Bolier, L., & Cuijpers, P. (2000). *Effectieve verslavingspreventie op school, in het gezin en in de wijk*. Utrecht: Trimbos-instituut.
>
> Het meeste onderzoek naar de effectiviteit van preventie richt zich op jongeren, vaak in de context van de school.
> Zie:
> - Stockings, E., et al. (2016). Prevention, early intervention, harm reduction, and treatment of substance use in young people. *The Lancet Psychiatry, 3*, 280-296.
> - Walsh, K., et al. (2015). School-based education programmes for the prevention of child sexual abuse. *Cochrane Database Systematic Review*, CD004380.
> - Cermak, T. L., & Banys, P. (2016). Prevention of youthful marijuana use. *Journal of Psychoactive Drugs, 48*, 21-23.

Voor een algemeen overzicht over preventie in de psychische zorg en verslavingszorg zie:
- Stel, J. C. van der. (2004). *Handboek preventie. Voorkomen van psychische problematiek en bevorderen van geestelijke gezondheid*. Assen: Van Gorcum.

In het kader van het ZonMw-project Verslaving is een overzichtsstudie verricht naar de effectiviteit van de diverse vormen van preventie.

Zie verder:
- Cuijpers, P., et al. (2006). *Verslavingspreventie: Een overzichtsstudie*. Den Haag: ZonMw.

Adolescenten vertonen riskant gedrag. Een traditionele benadering is het geven van 'goede voorlichting'. Helaas werkt dit niet bij deze doelgroep. Ze negeren de aangeboden informatie die het riskante gedrag zou kunnen stoppen.

Zie:
- Bos, W. van den, & Hertwig, R. (2017). Adolescents display distinctive tolerance to ambiguity and to uncertainty during risky decision making. *Scientific Reports, 7*, 40962.

Het is belangrijk om ouders te betrekken bij preventie van gebruik of misbruik van middelen.

Zie:
- Kuntsche, S., & Kuntsche, E. (2016). Parent-based interventions for preventing or reducing adolescent substance use – A systematic literature review. *Clinical Psychology Review, 45*, 89–101.

Selectieve en geïndiceerde preventie
Kinderen en hun verslaafde ouders

Voor ouders met verslavingsproblemen en hun kinderen is het programma Gezin aan Bod ontwikkeld, dat is afgeleid van het Amerikaanse *Strengthening Families Program*. Het programma is erop gericht opvoedingsvaardigheden en effectief gedrag van de ouders alsmede het gezinsfunctioneren te verbeteren. Tevens is het programma erop gericht risicofactoren in de omgeving van het gezin en psychische problemen bij de kinderen te voorkomen. Een onderdeel van het programma is een intensieve gezinscursus, waarin communicatie en opvoeding centraal staan.

Met de uitvoering van dit programma wordt beoogd de risico's van kinderen die leven met een ouder die afhankelijk is van middelen te beperken. Bekende risico's zijn:
- ernstige psychische problemen;
- slachtoffer van mishandeling en verwaarlozing;
- gedragsproblemen en delinquentie;
- psychische stoornis op latere leeftijd.

Voor hulpverleners die in contact staan met ouders is een handreiking ontwikkeld.

Kinderen van verslaafde ouders

In de verslavingszorg en jeugdhulpverlening bestaat sinds geruime tijd casemanagement dat zich specifiek richt op de hulpverlening aan kinderen van ouders met een verslaving. De ontwikkeling van de kinderen kan worden bedreigd door het alcohol- en drugsgebruik van de ouders, de leefwijze en het (opvoedings)gedrag van de ouders, de gezinsstructuur en de sociale omgeving. In een daarvoor opgestelde handreiking worden handvatten en richtsnoeren voor de praktijk aangeboden en wordt een beleidskader geschapen. Het richt zich zowel op casemanagers, die verantwoordelijk zijn voor de uitvoering als op beleidsmakers die verantwoordelijk zijn voor de organisatie en aansturing.

Zie verder:
- Ontwikkelcentrum Sociaal Verslavingsbeleid. (2003). *Handreiking casemanagement kinderen verslaafde ouders. Project Resultaten Scoren*. Amersfoort: GGZ Nederland.

Recent heeft ook het Trimbos-instituut een inventarisatie gemaakt van de zorgverlening rondom kinderen van ouders met psychische problemen waaronder verslaving.
Zie:
- Zanden, R. van der, Haverman, M., & Poel, A. van der. (2016). *Resultaten praktijkvoering rond preventie, zorg en ondersteuning voor kinderen van ouders met psychische problemen (KOPP) en kinderen van verslaafde ouders (KVO)*. Utrecht: Trimbos-instituut. Pdf ▶ www.trimbos.nl.

Jongeren

Nederlandse programma's voor jeugd en jongeren
Enkele jaren terug is een inventarisatie gemaakt van het preventieaanbod voor de jeugd in Nederland met als doel regionaal een evenwichtig aanbod tot stand te brengen. In de studie zijn hiervoor criteria ontwikkeld. De onderzoekers stelden vast dat er heel veel materiaal beschikbaar is. Maar door gebrek aan volledige beschrijvingen kon niet goed worden achterhaald wat de sector precies doet en waartoe dat leidt. Ernstiger was dat er geen enkel product werd gebruikt dat volgens de hoogste normen kon worden aangemerkt als 'bewezen effectief'.
Het advies was te werken aan uniformering van de beschrijving van de preventieactiviteit om daarmee bij te dragen aan transparantie en overdraagbaarheid.
Zie:
- Oudejans, S., & Spits, M. (2013). *Investeren in verslavingspreventie. Beschrijving van Nederlandse programma's voor jeugd en jongeren*. Amersfoort: Resultaten Scoren.

Zorggerichte preventie
- **Voorkomen van aids en hepatitis**

Een apart onderdeel van de drugshulpverlening vormt de preventie van hiv-infectie en aids. Aids wordt veroorzaakt door het hiv-virus. De besmetting vindt onder meer plaats via gebruikte injectienaalden; besmetting met hepatitis kan overigens ook langs deze weg plaatsvinden. Thans injecteert slechts een minderheid van dertien procent van de opiaatcliënten de drug. Sinds het midden van de jaren tachtig van de vorige eeuw zijn er programma's voor de verstrekking en omruil van spuiten. Er zijn in Nederland ruim 130 spuitomruilprogramma's in zestig gemeenten. Deze zijn vaak een onderdeel van de methadonprogramma's.

Door laagdrempelige hulpverlening en persoonlijke begeleiding en voorlichting is het hergebruik van spuiten door heroïneverslaafde personen in Nederland de laatste jaren sterk afgenomen. Het aantal drugsgebruikers of verslaafde personen dat besmet is met het hiv-virus is relatief laag. Omdat het hiv-virus ook kan worden overgedragen via onveilige seks, vormen ook voorlichting over veilig vrijen en de verstrekking van condooms een onderdeel van de preventie. In sommige gemeenten kunnen naalden en spuiten worden omgewisseld bij apotheken of bij speciaal daarvoor ingerichte bussen. Uit onderzoek blijkt dat spuitomruil niet leidt tot een verlaging van de drempel om harddrugs te injecteren. Deze drempel blijft hoog.

Ook de preventie van hepatitis B en C vindt veel baat bij spuitomruil. Het belang hiervan wordt onderstreept door de bevinding dat enkele jaren terug zeventig tot tachtig procent van de injecterende drugsgebruikers in Amsterdam met het hepatitis C-virus geïnfecteerd bleek.

> **Samenwerken in de jeugdsector**
> Pas de laatste jaren is er structurele aandacht voor de hulp aan jongeren die kwetsbaar zijn voor de ongewenste gevolgen van het gebruik van middelen en daarmee samenhangende problemen. In de jeugdhulpverlening is vaak sprake van een kluwen van problemen zoals verslaving of misbruik, psychische problematiek, delinquent gedrag en lichte verstandelijke beperkingen. Dit vergt intensieve en effectieve samenwerking tussen instellingen en disciplines.
> In een veldonderzoek is nagegaan welke vormen van samenwerking reeds bestaan en in hoeverre er mogelijkheden zijn tot verbetering. Deze mogelijkheden zijn omgezet in praktisch uitvoerbare adviezen.
> Zie verder:
> - Couwenbergh, C., & Wits, E. (2013). *Samenwerken om bij middelenproblematiek tijdig te signaleren, door te verwijzen en te behandelen. Voorbeelden van verslavingspreventie en -zorg voor kwetsbare jongeren in de jeugdsector.* Amersfoort: Resultaten Scoren.
>
> Veel informatie over (onderzoek naar) preventie wordt verspreid door ZonMw. Zie voor een uitgebreid overzicht:
> - ▶ www.zonmw.nl/nl/onderzoek-resultaten/preventie.

Monitoring en risicoschatting

Als een apart onderdeel van het preventiebeleid geldt de monitoring van nieuwe gevaarlijke ontwikkelingen en de beoordeling van de risico's van drugs. In de Europese Unie wordt systematisch aandacht besteed aan de monitoring van de productie en het gebruik van nieuwe, synthetische drugs. De inzet van het Early Warning System is vroegtijdig op de hoogte te zijn van ontwikkelingen die een ernstige bedreiging vormen voor de volksgezondheid en om op grond daarvan de afzonderlijke lidstaten te waarschuwen. Het systeem wordt geleid door het EMCDDA. De EU-landen kunnen op grond daarvan preventieve maatregelen nemen. De lidstaten hebben '*focal points*' ingericht en stellen rapportages op voor het EMCDDA. Sinds 1993 fungeert het Drugs Informatie en Monitoring Systeem (DIMS) als focal point – het is ondergebracht bij het Trimbos-instituut. Het DIMS heeft als doel inzicht te krijgen in de drugsmarkt en de veranderingen daarin.

Ook de ontwikkeling van de samenstelling van cannabis wordt door de overheid nauwlettend in de gaten gehouden. Het is de NVWA niet toegestaan kwaliteitscontroles uit te voeren op de aangeboden cannabis. De wet schrijft voor dat slechts legale middelen op kwaliteit mogen worden gecontroleerd. Dit neemt niet weg dat de overheid er veel aan gelegen is om zicht te hebben op het gehalte van de THC (de werkzame stof) in cannabis. Dit is van belang vanwege gezondheidsrisico's die daarmee gepaard kunnen gaan. De indruk is dat dit gehalte door veredeling en betere teelttechnieken in de afgelopen jaren aanzienlijk is gestegen. De overheid laat daarom periodiek onderzoeken hoe het THC-gehalte zich ontwikkelt (ook onder invloed van het seizoen) en of er een verband bestaat tussen incidenten en het THC-gehalte. Verder is er een onderzoek ingesteld naar de dosis-effectrelatie bij THC.

> **Landelijke standaard voor regionale monitoring**
> Voor gerichte preventieactiviteiten is een goede informatievoorziening, die gebaseerd is op actuele regionale data, van groot belang. Hiervoor zijn reeds een groot aantal openbare bronnen beschikbaar. Om regionale monitoring te faciliteren is geïnventariseerd welke bronnen dat zijn (de onderzoekers tellen er twintig die geschikt zijn) en hoe het gebruik daarvan landelijk kan worden gestandaardiseerd.
> Zie verder:
> - Oudejans, S., & Spits, M. (2015). *Regionale monitoring naar een landelijke standaard ten behoeve van verslavingspreventie. Rapport en (voorlopige) handleiding*. Amersfoort: Resultaten Scoren.

4.4.2 Hulpverlening aan mensen met een verslaving

De instellingen voor verslavingszorg beschikken over een breed scala aan mogelijkheden voor de begeleiding en behandeling van mensen met verslavingsproblemen. Ook aan hun naasten wordt hulp geboden. De zorg bestaat onder andere uit hulp bij de ontwenning (detoxificatie), medische zorg, psychosociale hulp en therapie om te leren niet langer afhankelijk te zijn van middelen. Tegenwoordig kunnen verslaafde patiënten daarbij ook met medicatie en e-health worden geholpen. Verder zijn er voorzieningen voor aan heroïne verslaafde personen om een vervangend middel te krijgen, zoals methadon. Sinds enkele jaren behoort ook de verstrekking van heroïne tot het arsenaal van behandelmethoden.

De hulp is erop gericht dat verslaafde personen door hun gebruik niet in de problemen komen, en hen als dat toch gebeurt te helpen bij het oplossen van deze problemen. Tevens is de hulp erop gericht dat verslaafde personen de aansluiting bij de maatschappij niet verliezen of dat ze die weer terugkrijgen. Door steun te geven aan verslavingszorg hoopt de overheid tevens dat de overlast door middelengebruik en het gedrag van verslaafde personen in de openbare ruimte worden beperkt.

Hier volgt allereerst een selectie van wetenschappelijke literatuur over de behandeling van verslavingsproblemen. Het accent ligt op Engelstalige literatuur. Voor de Nederlandstalige handboeken verwijzen we naar de 'aanvullende informatie' achter in deze uitgave.

> **Algemene literatuur over behandeling van verslavingen**
> Over de behandeling van verslaving en nieuwe ontwikkelingen daarin bestaat veel literatuur. De belangrijkste bron betreffen de kritische meta-analyses over preventie, behandeling en rehabilitatie van problematisch alcohol- en drugsgebruik die regelmatig door de vermaarde *Cochrane Collaboration* worden gepubliceerd en gereviseerd. Maak hiervoor gebruik van de zoekfunctie op ▶ www.cochrane.org.
> Zie ook:
> - Amato, L., et al. (2013). Cochrane drugs and alcohol group. Cochrane systematic reviews in the field of addiction: Past and future. *Journal of Evidence Based Medicine, 6*, 221–228.
>
> Andere overzichten zijn:
> - Volkow, N. D., & Li, T. K. (2005). Drugs and alcohol: Treating and preventing abuse, addiction and their medical consequences. *Pharmacology and Therapeutics, 108*, 3–17.
> - Lingford-Hughes, A., et al. (2010). Neuropharmacology of addiction and how it informs treatment. *British Medical Bulletin, 96*, 93–110.

- Jupp, B., & Lawrence, A. J. (2010). New horizons for therapeutics in drug and alcohol abuse. *Pharmacology and Therapeutics, 125,*138–168.
- Potenza, M. N., et al. (2011). Neuroscience of behavioral and pharmacological treatments for addictions. *Neuron, 69,* 695–712.

Veelbelovend is de combinatie van een psychologische, op het gedrag gerichte, behandeling en farmacotherapie. Overzichten hiervan zijn:

- Stead, L. F., et al. (2016). Combined pharmacotherapy and behavioural interventions for smoking cessation. *Cochrane Database Systematic Review,* CD008286.
- Dakwar, E., & Nunes, E. V. (2016). New directions in medication-facilitated behavioral treatment for substance use disorders. *Current Psychiatry Reports, 18,* 64.

De afgelopen jaren was de trend gericht op kortdurende (of zelfs 'minimale') interventies. Er is echter, uitgaande van het chronische karakter van verslaving, ook steun voor modellen waarin langdurende hulp centraal staat.
Zie:

- Harris, S. K., et al. (2014). Screening and brief intervention for alcohol and other abuse. *Adolescent Medicine State of the Art Reviews, 25,* 126–156.

Zie specifiek over de behandeling van alcoholisme:

- Hester, R., & Miller, W. R. (2003). *Handbook of alcoholism treatment approaches: Effective alternatives* (3rd ed.). Boston: Allyn and Bacon.
- Albanese, A. P. (2012). Management of alcohol abuse. *Clinical Liver Disease, 16,* 737–762.

Specifiek over de behandeling van opiaatverslaving (adolescenten en jongvolwassenen):

- Sharma, B. (2016). Opioid use disorders. *Child and Adolescent Psychiatric Clinics of North America, 25,* 473–487.

Een compact overzicht van meetinstrumenten voor de behandeling van mensen met verslavingsproblemen is:

- Dom, G., et al. (2004). Meetinstrumenten bij stoornissen in het gebruik van middelen. *Tijdschrift voor Psychiatrie, 46,* 671–674.

Veel kennis over middelengebruik, verslaving en adolescenten bevat:

- het themanummer over 'Adolescent Substance Use Disorders' van *Child and Adolescent Psychiatric Clinics of North America* van 2010:19;iii–xvi,451–660.

Een belangrijk onderdeel van de effectieve hulpverlening aan adolescenten met verslavingsproblemen is het werken met gezinnen. Maar ook farmacotherapie behoort tot de mogelijkheden.
Zie hierover:

- Vermeulen-Smit, E., et al. (2015). The effectiveness of family interventions in preventing adolescent illicit drug use: A systematic review and meta-analysis of randomized controlled trials. *Clinical Child and Family Psychology Review, 18,* 218–239.
- Hammond, C. J. (2016). The role of pharmacotherapy in the treatment of adolescent substance use disorders. *Child and Adolescent Psychiatric Clinics of North America, 25,* 685–711.
- Pol, T. M. van der, et al. (2017). Research review: The effectiveness of multidimensional family therapy in treating adolescents with multiple behavior problems – a meta-analysis. *Journal of Child Psychology and Psychiatry.* Epub ahead of print.

Een nieuwe (experimentele) behandelvorm betreft hersenstimulatie:

- Salling, M. C., & Martinez, D. (2016). Brain stimulation in addiction. *Neuropsychopharmacology, 41,* 2798–2809.

4.5 Zorg aan mensen met een verslaving

In de volgende paragrafen wordt nader ingegaan op enkele facetten van de zorg aan verslaafde personen.

4.5.1 Voorbereiden, initiëren en organiseren van hulp

Aanmelding en verwijzing

Het is belangrijk dat verslavingsproblemen vroegtijdig worden onderkend, door de betrokkenen zelf en door mensen in hun directe omgeving of door degenen die professioneel met hen in contact staan, zoals huisartsen. De instellingen voor verslavingszorg werken er, samen met onder andere het Trimbos-instituut, aan om door voorlichting en consultatie de alertheid op signalen van verslaving onder de bevolking te vergroten en mensen vaardiger te maken daaraan een vervolg te geven. Voor verschillende beroepsgroepen zijn er handleidingen samengesteld, en er worden geregeld trainingen georganiseerd.

In het geval mensen niet in staat zijn zelf een positieve wending aan hun middelengebruik of verslavingsgedrag te geven, en ook zelfhulp niet afdoende is, bestaat er uiteraard de mogelijkheid een beroep te doen op de verslavingszorg. Aanmelding op eigen initiatief kan soms jaren duren – dit heeft er niet alleen mee te maken dat het verslavingsproces vaak ongemerkt verloopt, maar ook dat mensen veel uitvluchten bedenken om niet met hun problemen voor de dag te komen. Ook maatschappelijke stigma's spelen nog steeds een rol, bijvoorbeeld wanneer arbeidsongeschiktheidsverzekeringen niet uitkeren als verslaving een rol speelt. Verder kunnen schuld- en schaamtegevoelens ertoe bijdragen dat niet op tijd hulp wordt gevraagd. Om die reden vindt aanmelding vaak plaats na lang aandringen door anderen, zoals de partner of werkgever, of pas nadat een ernstig voorval heeft plaatsgevonden, waardoor contact met politie of justitie noodzakelijk was. Het komt ook voor dat werkgevers van een werknemer die te vaak en te veel gebruikmaakt van middelen (of bijvoorbeeld gokschulden heeft gemaakt) en daardoor zijn of haar werk niet meer naar behoren kan doen, eisen dat hij of zij zich laat behandelen. In zulke situaties gaat een aanmelding vaak samen met een professionele verwijzing. De instellingen voor verslavingszorg kennen verschillende procedures voor hoe te handelen na aanmelding.

Diagnostiek

Voor de clinicus is het inwinnen van de volgende informatie van belang voor het stellen van een diagnose:
- welk middel (welke middelen) is (zijn) gebruikt;
- de geschiedenis van het gebruik en het actuele gebruikspatroon (wat is bekend over de hunkering (trek of craving) naar middelen?);
- de hulpverleningsgeschiedenis in relatie tot het gebruik;
- cognitieve beschadigingen (verwarring, desoriëntatie, verminderde aandacht, onsamenhangende gedachten, slaperigheid, enzovoort);
- fysiologische signalen (tachycardie, hoge of lage bloeddruk, hoge koorts, verwijding of vernauwing van de pupillen, enzovoort);
- neurologische signalen (onduidelijke spraak, ongecoördineerdheid, ataxie, dystonie, tremor, insulten, enzovoort);
- psychomotorische agitatie of vertraging;

- veranderingen in de stemming, de waarneming en het denken;
- veranderingen in persoonlijkheid, stemming en angst;
- laboratoriumonderzoek op urine en bloed;
- veranderingen in het sociale leven en/of gezinsleven;
- actuele en vroegere juridische problemen;
- is de persoon gemotiveerd voor behandeling?

De initiële identificatie van het middel vindt plaats op het moment dat de cliënt of patiënt hierover gegevens verstrekt. Andere methoden zijn:
- via opsporing van het middel of afbraakproducten daarvan in bloed, urine of anderszins;
- door de waarneming van voor een middel karakteristieke fysiologische, gedragsmatige of psychologische signalen en symptomen die wijzen op intoxicatie of onthoudingsverschijnselen;
- het opvangen van psychologische signalen en symptomen die wijzen op intoxicatie of onthoudingsverschijnselen.

Protocollen

Hierna staan enkele protocollen beschreven die specifiek voor de Nederlandse verslavingszorg zijn ontwikkeld en betrekking hebben op het beginstadium van de hulpverlening (indicatiestelling en trajecttoewijzing, kortdurende klinische crisisinterventie), nazorg na deeltijdbehandeling of klinische behandeling, en protocollen voor hoe te handelen bij gedwongen ontslag en voor de preventie van suïcide.

Protocol voor indicatiestelling en trajecttoewijzing/de MATE

Enkele jaren terug werd een module ontwikkeld om geprotocolleerd en objectiveerbaar vast te stellen wat de hulpbehoefte en problematiek van de cliënt zijn en welke zorg of behandeling aangewezen is. De module ging vooraf aan de behandeling en zorg, en was bedoeld voor alle cliënten of betrokkenen die met een (hulp)vraag naar de instelling komen. De doelen van de module waren:
- vaststellen wat de hulpbehoefte en problematiek van de cliënt zijn;
- bepalen wat de aangewezen zorg of behandeling naar intensiteit, inhoud en aard zijn;
- de cliënt toewijzen aan het meest aangewezen traject van behandelings- of zorgmodulen.

Deze module is achterhaald door de invoering van de Measurements in the Addictions for Triage and Evaluation (MATE; zie hierna), maar de uitgangspunten van deze module geven nog steeds inzicht in de kenmerken van de verslavingszorg.

De volgende uitgangspunten en keuzen lagen aan de module ten grondslag: zorgvuldige assessment met behulp van de European Addiction Severity Index (EuropASI) of wat tegenwoordig meer gangbaar is de MATE (zie hierna) en eventueel aanvullend onderzoek; onafhankelijke indicatiestelling; *stepped care*; de wens van de cliënt bij de indicatiestelling; handelen volgens de WBGO; werken volgens de criteria van de modelprocedure voor indicatiestelling in de ggz.

Het proces indicatiestelling en trajecttoewijzing bestond uit de volgende onderdelen: aanmelding, intake, indicatiestelling en trajecttoewijzing. Tijdens de aanmelding werden de persoonsgegevens verzameld en werd een eerste indruk verkregen van de hulpvraag en problematiek van de cliënt. Tijdens de intake wordt op systematische wijze vastgesteld wat de aard en ernst van de problematiek zijn.

Op basis van de gegevens werd bepaald wat de meest aangewezen hulpverleningsvorm was naar intensiteit, inhoud en aard. Dit is indicatiestelling (of *matching*). Daarna werd met de cliënt onderhandeld over de verwijzing naar een of meer behandel- of zorgmodules (het traject). De trajecttoewijzing vond zoveel mogelijk plaats conform de indicatiestelling. Uit onderzoek bleek dat de volgende dimensies van belang waren bij indicatiestelling:
- behandelvoorgeschiedenis;
- ernst van de verslaving;
- aard en mate van psychiatrische comorbiditeit;
- aard en stabiliteit van de sociale omstandigheden.

Om de indicatiestelling geprotocolleerd te laten verlopen, was een beslisboom ontwikkeld. Zie verder:
- Wildt, W. A. J. M. de, et al. (2002). *Module indicatiestelling & trajecttoewijzing. Handleiding*. Project Resultaten Scoren, uitgave GGZ Nederland.

Meten van Addicties voor Triage en Evaluatie – MATE

De MATE (▶ www.mateinfo.nl) is een in Nederland ontwikkeld instrument dat als doel heeft het op valide en betrouwbare wijze vaststellen van patiëntkenmerken voor het stellen van de indicatie voor zorg en behandeling en ten behoeve van de evaluatie van verleende zorg en behandeling. De MATE, inmiddels in praktisch alle instellingen voor verslavingszorg ingevoerd, richt zich op patiënten in de verslavingszorg, maar bevat onderdelen die evenzeer van toepassing zijn bij niet-verslaafde personen in de psychische gezondheidszorg.
Zie verder:
- Schippers, G., et al. (2008). *Handleiding en protocol voor afname, scoring en gebruik van de MATE*. Amersfoort: Resultaten Scoren/GGZ Nederland.

Handreiking intake voor cliënten met een licht verstandelijke beperking

Tussen de dertig en veertig procent van de cliëntenpopulatie in de verslavingszorg heeft een licht verstandelijke beperking. Het heeft lang geduurd voordat de verslavingszorg (zoals ook in andere zorgsectoren het geval is geweest) zich realiseerde dat dit consequenties moest hebben voor de manier waarop de zorg is georganiseerd en hoe met cliënten wordt gecommuniceerd. Er is nu een voor deze doelgroep toegespitste cognitieve gedragstherapie ontwikkeld (zie ▶ par. 4.5.5), en enkele jaren terug is een handreiking geschreven die is bedoeld voor intakers en behandelaren in de verslavingszorg en gedragswetenschappers in de verstandelijk-gehandicaptenzorg. De handreiking geeft een gedetailleerd beeld van de intakeprocedure voor cliënten waarvan al bekend is dat zij een licht verstandelijke beperking hebben. Intakers en behandelaren in de verslavingszorg die een licht verstandelijke beperking niet meer over het hoofd willen zien, kunnen in

de handreiking nagaan hoe zij cliënten hierop kunnen screenen. Ook staan er adviezen in voor de wijze waarop zij eventueel kunnen omschakelen van een gewone intake naar een intake voor licht verstandelijk beperkten. Verder bevat de handreiking adviezen aan hoofdbehandelaars, managers, beleidsmedewerkers en bestuurders hoe zij de intake beter kunnen toespitsen op mensen met een licht verstandelijke beperking.
Zie:
- Nagel, J. van der, et al. (2013). *(H)erkend en juist behandeld. Handreiking voor implementatie en uitvoering van een LVB-vriendelijke intake in de verslavingszorg*. Utrecht: Perspectief Uitgevers.
- Zie ook: ▶ www.zorg-perspectief.nl.

Protocol voor kortdurende klinische crisisinterventie

De klinische crisisinterventie is als een module van de verslavingszorg beschreven. Klinische crisisinterventie is een onderdeel van de behandeling in de verslavingszorg. Het is geïndiceerd als patiënten te maken krijgen met acute medische, psychologische en/of sociale problemen die verband houden met misbruik van middelen. De interventie verloopt volgens een aantal stappen. De duur van dit proces kan variëren.
Crisisinterventie vindt direct plaats, is van korte duur en wordt medisch goed ondersteund. Een crisis kan een keerpunt zijn naar verbetering. De nadruk ligt daarom op een koppeling met verdere behandelingen. In de crisisinterventie maakt men gebruik van enkele gestandaardiseerde methoden. De patiënt krijgt tijdens de opname te maken met zowel medische als psychosociale begeleiding. De crisis wordt bezworen en begeleid door artsen, verpleegkundigen en groepswerkers. De patiënt wordt nauw betrokken bij het opstellen van het behandelplan. Met hem of haar wordt een behandelovereenkomst gesloten.
Zie verder:
- Diepraam, A., & Smeerdijk, A. M. (2003). *Crisis module. Kortdurende klinische crisisinterventie*. Utrecht: Resultaten Scoren/GGZ Nederland.

NB Dit protocol is op een aantal punten behoorlijk achterhaald, maar er is nog geen nieuwe versie beschikbaar.

Protocol voor nazorg

De nazorg is als een module van de verslavingszorg beschreven. Nazorg betreft de fase na een deeltijdbehandeling of klinische behandeling in de verslavingszorg. Aandacht voor nazorg is nodig vanwege het chronische karakter van verslaving. Bij de behandeling van verslavingsproblematiek hanteert men het *stepped care-principe* (en bij voorkeur ook het *matched care-principe*). Dit leidt tot een afnemend gebruik van klinische voorzieningen en meer toewijzing van cliënten aan ambulante behandelingen.
Cliënten worden slechts toegewezen aan gestructureerde klinische behandelingen als minder gestructureerde, ambulante behandelingen niet effectief blijken te zijn. Na zo'n behandeling volgt een '*step-down*' naar een minder gestructureerde ambulante fase, de nazorg. Wanneer de cliënt heeft geleerd het middelengebruik te veranderen, is aparte aandacht nodig voor het actief consolideren van het nieuw geleerde gedrag.

Zie verder:
- Wildt, W. A. J. M. de. (2005). *Nazorg na deeltijd en klinische behandeling.* Ontwikkelcentrum kwaliteit en innovatie van zorg. Project Resultaten Scoren, uitgave GGZ.

NB Dit protocol is op een aantal punten behoorlijk achterhaald, maar er is nog geen nieuwe versie beschikbaar.

Gedwongen ontslag en suïcidepreventie

Door een regiegroep met daarin vertegenwoordigers van de Nederlandse Vereniging voor Psychiatrie, de Nederlandse Vereniging voor Psychiatrische Verpleegkunde, het Platform Eerste Geneeskundigen in de Verslavingszorg en de Vereniging voor Verslavingsgeneeskunde Nederland is de Richtlijn Gedwongen Ontslag opgesteld. Deze richtlijn is gericht op de organisatie van de zorg voor patiënten voor wie geen maatregel in het kader van de Wet bijzondere opnemingen in psychiatrische ziekenhuizen (BOPZ) is afgegeven, maar die soms wel met meervoudige problematiek in de klinische of (semi)ambulante zorg zijn gekomen. Voor hen moeten in het kader van de Kwaliteitswet zorginstellingen duidelijke afspraken gemaakt worden. De richtlijn biedt de zorginstelling een handreiking (*best practice*) om in overleg met cliëntenraden en medewerkers de richtlijn om te zetten naar een instellingsprotocol.

In het verlengde van deze richtlijn is een richtlijn opgesteld die houvast biedt bij het inschatten van het suïciderisico van verslaafde patiënten en bij het handelen na een suïcidepoging of een suïcide. Doelen van deze richtlijn zijn:
- het zoveel mogelijk terugdringen van het aantal suïcides in de verslavingszorg;
- het professioneel benaderen van voorkomende situaties.

Zie verder:
- Jong, M. de, & Jong, C. A. J. de. (2007). *Suïcide in de verslavingszorg. Richtlijn voor preventie, handelen na suïcide en nazorg voor hulpverleners.* Sint Oedenrode: Novadic.
- Regiegroep richtlijnontwikkeling in de verslavingszorg. (2004). *Richtlijn gedwongen ontslag.* Amersfoort: Resultaten Scoren/GGZ Nederland.

In de volgende zes paragrafen bespreken we de zorg aan verslaafde cliënten aan de hand van enkele behandeldoelen:
- detoxificatie en vervangingsbehandeling;
- beperken van schade;
- motiveren tot verandering;
- voorkomen van terugval: bestrijden onthoudingsverschijnselen, blokkeren effect en verminderen trek, veranderen van gewoonten, zelfhulp, internethulp.

Ook wordt ingegaan op deze thema's:
- verlenen van praktische zorg;
- justitiële verslavingszorg;
- behandelen van psychiatrische comorbiditeit;
- jongeren en jongvolwassenen;
- behandelen volgens wetenschappelijke richtlijnen;

- ouderen;
- patiëntenperspectief;
- herstel en ervaringsdeskundigheid;
- monitoring.

4.5.2 Detoxificatie en vervangingsbehandeling

In de verslavingszorg werken artsen die, samen met verpleegkundigen, verantwoordelijk zijn voor de medische zorg. Naast algemeen lichamelijk onderzoek en zo nodig verwijzing naar de huisarts of een specialist in een ziekenhuis zijn belangrijke taken: detoxificatie, vervangingsbehandeling en farmacotherapie (zie hiervoor ook de paragraaf over het voorkomen van terugval).

Detoxificatie

Er is een Richtlijn Detox opgesteld. Detoxificatie of ontgifting is een onderdeel van de behandeling in de verslavingszorg. Zij is geïndiceerd als patiënten te maken krijgen met (ernstige) ontwenningsverschijnselen nadat ze met het gebruik van psychoactieve stoffen zijn gestopt. De detoxificatie verloopt volgens een aantal stappen. De duur van dit proces kan variëren. Bij een crisis wordt een verkorte procedure gevolgd. Detoxificatie vindt plaats in een ambulante of intramurale setting. De keuze wordt bepaald door toepassing van een tiental wegingsfactoren.

Bij detoxificatie maakt men gebruik van enkele gestandaardiseerde methoden. De patiënt krijgt tijdens de detoxificatie te maken met zowel medicatie als psychosociale begeleiding. Verder wordt de patiënt voorgelicht over hygiëne, voeding en zelfzorg. Het detoxificatieproces wordt begeleid en gevolgd door artsen en verpleegkundigen. De patiënt wordt nauw betrokken bij het opstellen van het behandelplan. Met hem of haar wordt een behandelovereenkomst gesloten.

Protocol detoxificatie

In 2004 is een eerste *Richtlijn Detox* gepubliceerd met als doel om professionals te ondersteunen bij het verantwoord ontgiften door ambulante of intramurale detoxificatie. Deze richtlijn is in 2017 herzien op basis van recente literatuur en een evaluatie van het gebruik en de lokale aanpassingen van de oorspronkelijke richtlijn uit 2004. Ook zijn er nieuwe middelen op de gebruikersmarkt gekomen die niet beschreven werden in de oorspronkelijke richtlijn. De richtlijn is inmiddels ook geschikt in andere situaties dan in instellingen voor verslavingszorg. Denk hierbij aan algemene en psychiatrische ziekenhuizen.

Zie verder:
- Dijkstra, B., et al. (2017). *Richtlijn detoxificatie van psychoactieve stoffen. Verantwoord ambulant of intramuraal detoxificeren.* Amersfoort: Resultaten Scoren.
- Dijkstra, B., et al. (2017). *Handleiding detoxificatie van psychoactieve stoffen. Verantwoord ambulant of intramuraal detoxificeren.* Amersfoort: Resultaten Scoren.

Vervangingsbehandeling

Van de in de verslavingszorg ingeschreven opiaatverslaafde personen krijgt ruim tachtig procent een vervangingsbehandeling. Voor mensen die verslaafd zijn aan opiaten (heroïne) bestaat de mogelijkheid van (gratis) verstrekking van methadon. In Nederland ziet men methadon als eerste keuze voor detoxificatie bij het gebruik van opiaten. Methadon is een synthetisch opiaat (opiumhoudend middel). Iets minder dan de helft van het geschatte aantal heroïneverslaafde personen ontvangt methadon. De verstrekking vindt zowel plaats op basis van afbouw als op onderhoudsbasis. In de praktijk blijkt dat bijna negentig procent van de deelnemers de methadon op onderhoudsbasis verstrekt krijgt. De belangrijkste doelstelling van onderhoudsprogramma's is te voorkomen dat de gezondheidssituatie van de betrokkenen verslechtert en te bevorderen dat de verslaving zich stabiliseert. Ook de verbetering van het sociaal functioneren en het verminderen van de verwervingscriminaliteit speelt mee bij de steun voor deze vorm van hulpverlening. De verstrekking van methadon wordt voornamelijk uitgevoerd door instellingen voor verslavingszorg en in Amsterdam door de gemeentelijke gezondheidsdienst.

Methadon is ook verslavend, maar het heeft als voordeel boven heroïne dat het in de vorm van pillen of vloeistof heel nauwkeurig kan worden gedoseerd en oraal wordt ingenomen. Bovendien werkt methadon ruim 24 uur – het effect van heroïne duurt slechts enkele uren. Zo beschouwd is het medisch gezien een geneesmiddel voor de behandeling van verslaafde patiënten en geen genotmiddel.

Uit de evaluatie van de methadonverstrekking, die in Nederland al sinds vele jaren wordt uitgevoerd, blijkt dat een relatief hoog percentage verslaafde personen inderdaad de beoogde hoge contactfrequentie met de hulpverleningsinstanties heeft. Verder resulteert deelname in een aanmerkelijk kleinere kans op een overdosis. In het algemeen is er sprake van een verbetering in de sociaal-medische toestand van de deelnemers. Het sterftecijfer onder de deelnemers is relatief laag en ook is er bij hen sprake van een lagere frequentie van het drugsgebruik. Door dit grote bereik bieden methadonprogramma's een goede basis voor andere hulpverleningsactiviteiten, zoals de preventie van hiv/aids of hepatitis. Tevens is bij de deelnemers een kleine vermindering van de criminaliteit geregistreerd.

> **Richtlijn Opiaatonderhoudsbehandeling**
> Er is een Richtlijn Opiaatonderhoudsbehandeling (RIOB) opgesteld. De behandeling van opiaatverslaving kent vier doelen:
> 1. detoxificatie (afbouw);
> 2. stabilisatie (schadebeperking);
> 3. palliatie (verlichten van het lijden door het chronische gebruik van heroïne);
> 4. overlastbestrijding (vermindering van criminaliteit en maatschappelijke overlast).
>
> Opiaatonderhoudsbehandeling is een volwaardige behandeling, die bestaat uit twee onderdelen: het verstrekken van de medicatie en het monitoren van de effecten én het begeleiden van de individuele patiënt. In de richtlijn staan enkele randvoorwaarden opgesomd waaraan moet worden voldaan om in de praktijk met de richtlijn aan de slag te kunnen gaan.
> Zie verder:
> - Loth, C., et al. (2012). *Richtlijn Opiaatonderhoudsbehandeling (RIOB)*. Herziene versie. Amersfoort: Resultaten Scoren.
> - Website: ▶ riob-resultatenscoren.nl.

Enkele jaren terug is in Nederland het experiment heroïne op medisch voorschrift afgesloten waarmee in diverse plaatsen in Nederland onder strenge voorwaarden jarenlang ervaring is opgedaan. Het onderzoek toonde aan dat deze vervangingsbehandeling, bedoeld voor mensen bij wie andere behandelstrategieën geen of onvoldoende resultaat lieten zien, effectief was. Ten langen leste heeft dit ertoe geleid dat heroïne wettelijk is erkend als geneesmiddel en – nog steeds onder strikte condities – mag worden voorgeschreven aan verslaafde patiënten.

> **Heroïneverstrekking**
> Een beknopt overzicht van de geschiedenis en de resultaten van het heroïne-experiment is:
> - Stel, J. van der. (2010). *Heroïne op medisch voorschrift. De geschiedenis van een geneesmiddel in Nederland*. Utrecht: Centrale Commissie Behandeling Heroïneverslaafden.

Een relatief nieuw, maar zeer complex probleem betreft de ontwenning van de zeer verslavende stof GHB (en zogenaamde precursors die gebruikt worden bij het bereidingsproces). Lastig bij de ontwenning is dat de betrokkenen het gebruik vaak, ondanks allerlei nadelen, als zeer positief ervaren, zelfs wanneer ze al langer abstinent zijn. Door het Nijmegen Institute for Scientist Practitioners in Addiction (NISPA) wordt al enkele jaren onderzoek gedaan naar GHB-verslaving. De onderzoekers hebben ook geëxperimenteerd met een nieuw detoxificatieprotocol.

> **GHB-detoxificatie**
> In een recent gedetailleerd rapport zijn drie protocollen beschreven voor detoxificatie. Het betreffen protocollen voor de intramurale en de ambulante verslavingszorg plus een protocol voor het algemeen ziekenhuis. Een belangrijk onderdeel van de voorgestelde manier van detoxificatie is het gecontroleerd afbouwen van GHB door toediening van farmaceutische GHB.
> Zie:
> - Dijkstra, B. (2013). *Practice-based aanbevelingen voor GHB detoxificatie voor mensen met een stoornis in het gebruik van GHB*. Amersfoort: Resultaten Scoren.
>
> In een vervolgstudie is vastgesteld dat de toediening van het middel baclofan kan bijdragen aan het vasthouden van abstinentie.
> Zie:
> - Beurmanjer, H., et al. (2016). *Behandeling van GHB afhankelijkheid na detoxificatie; Eindrapportage NISPA GHB Monitor 2.0*. Nijmegen: NISPA.
>
> Zie ook:
> - Beurmanjer, H., et al. (2016). *GHB-afhankelijkheid: Ziektepercepties en behandelbehoeftes*. Nijmegen: NISPA.
>
> Deze rapportages zijn beschikbaar op: ▶ www.nispa.nl.

4.5.3 Beperken van schade

Op verschillende manieren wordt er vanuit de verslavingszorg voor gezorgd dat de schade als gevolg van het gebruik van psychoactieve stoffen wordt beperkt en dat de risico's dat schade optreedt zoveel mogelijk worden beheerst. Vormen van schadebeperking zijn medische interventies bij overdosering, spuitomruil ten behoeve van de preventie van hiv/aids en de opening van gebruiksruimten als middel om het aantal drugsdoden terug te dringen. Ook de eerder besproken verstrekking van heroïne op medisch voorschrift wordt gezien als een vorm van schadebeperking voor mensen die niet goed reageren op methadon.

Naast gebruiksruimten is er de laatste jaren ook meer aandacht gekomen voor bemoeizorg, een vorm van hulpverlening voor zeer moeilijk bereikbare verslaafde personen, en casemanagement.

Handreiking gebruiksruimten

Gebruiksruimten vervullen een kernfunctie in de sociale verslavingszorg. Gebruiksruimten zijn bedoeld voor drugsgebruikers die hun drugs overwegend op straat gebruiken en die in slechte medische en sociale omstandigheden verkeren. Zij veroorzaken overlast en hebben weinig perspectief op verandering van leefstijl. Veelgenoemde doelen van gebruiksruimten zijn het beperken van gezondheidsschade als gevolg van het gebruik van illegale drugs en het reduceren van drugsoverlast in de openbare ruimte. De wetenschappelijke onderbouwing voor deze functie is nog beperkt.
Zie verder:
- Bransen, E., et al. (2004). *Gebruiksruimten in Nederland. Trends en ontwikkelingen 2001–2003*. Amersfoort: Resultaten Scoren/GGZ Nederland.
- Linssen, L., et al. (2000). *Gebruiksruimten. Een systematisch overzicht van de voorziening en de effecten ervan*. Utrecht: Trimbos-instituut, ontwikkelcentrum Sociaal Verslavingsbeleid.

GGZ Nederland heeft een handreiking samengesteld die kan dienen als richtsnoer bij beslissingen over de organisatie en de inrichting ervan. Bij de samenstelling is gezocht naar aanbevelingen die aansluiten op de behoeften van drugsgebruikers, de omgeving en andere betrokkenen. De handreiking richt zich tot medewerkers van gebruiksruimten en tot partijen die betrokken zijn bij het opzetten en continueren van deze voorziening. De aanbevelingen zijn gebaseerd op onderzoek en ervaringen in de praktijk.
Zie verder:
- Linssen, L., et al. (2002). *Gebruiksruimten in beeld. Handreiking bij organisatie en inrichting*. Utrecht: Resultaten Scoren/GGZ Nederland.

Een nieuwe ontwikkeling in de verslavingszorg zijn de gebruiksruimten voor alcoholverslaafde personen. Nederland telt zeventien van deze voorzieningen waar het gebruik van alcohol is toegestaan. De doelstellingen komen overeen met de gebruiksruimten voor drugs.
- Essen, J. B. van, et al. (2011) *Richtlijn alcoholgebruiksruimten*. Amersfoort: Resultaten Scoren.

Handreiking bemoeizorg

Bemoeizorg is een specifieke vorm van hulpverlening in de verslavingszorg en de openbare psychische gezondheidszorg. Hij is ontstaan omdat een bepaalde groep cliënten (zorgwekkende zorgmijders) niet of nauwelijks door de (reguliere) hulpverlening wordt bereikt. In de *Handreiking bemoeizorg* staan aanbevelingen voor de praktijk op basis van bestudering van de literatuur en praktijkbeschrijvingen.

> Zie verder:
> - Doedens, P., et al. (2004). *Handreiking bemoeizorg. Literatuurstudie, praktijkbeschrijving en aanbevelingen*. Utrecht: Resultaten Scoren/GGZ Nederland.

> **Richtlijn casemanagement voor langdurig verslaafde cliënten met meervoudige problemen**
> In de Nederlandse verslavingszorg groeit voor langdurig verslaafde personen met meervoudige problemen de behoefte aan casemanagement en vormen van bemoeizorg. Dit vloeit voort uit de vaak deplorabele toestand waarin veel langdurig verslaafde personen zich bevinden en de overlast die zij veroorzaken.
> Zie verder:
> - Tielemans, L. I. G., & Jong, C. A. J. de. (2007). *Richtlijn voor casemanagers in de verslavingszorg*. Amersfoort: Resultaten Scoren/GGZ Nederland.

4.5.4 Motiveren tot verandering

Het hoofdprobleem van de verslavingszorg – het ontwikkelen van motivatie bij de patiënten of cliënten om iets aan hun gedrag te veranderen – was dertig jaar geleden geenszins gestoeld op wetenschappelijke inzichten over de bij motivatieontwikkeling betrokken mechanismen. Dwang, drang, overreding of 'goede voorlichting' zetten de toon. De aanstelling vanaf het begin van de jaren tachtig van psychologen in de verslavingszorg bracht daarin verandering en leidde tot een nieuwe visie op verslaving en de behandeling ervan. Psychologen introduceerden in de verslavingszorg een nieuwe manier van (motiverende) gespreksvoering, gebaseerd op de ideeën en methoden van Miller (*motivational interviewing*) en Prochaska en DiClemente (*transtheoretical model*). Ze droegen er sterk toe bij dat er andere ideeën over motivatieontwikkeling, gedragsverandering, terugval en zelfcontrole ontstonden. Allengs lukte het aantoonbaar betere behandelresultaten te behalen. Onderzoek heeft aangetoond dat motivationele interventies daadwerkelijk bijdragen aan het stoppen met of het matigen van het gebruik van psychoactieve stoffen.

Eind vorige eeuw zijn er diverse voorzieningen en interventies aan het arsenaal van de verslavingszorg toegevoegd, die tot doel hadden om de overlast door drugsgebruikers te bestrijden. Vanuit het idee dat sommige gebruikers niet onmiddellijk met de hiervoor besproken motivatietechnieken zijn te bewegen tot gedragsverandering zijn de intramurale motivatiecentra (IMC's) opgezet.

> **Handboek Intramuraal Motivatie Centrum (IMC)**
> Met de Intramurale Motivatie Centra (IMC's) wordt een doelgroep bereikt die nauwelijks aansluiting vindt bij de traditionele verslavingszorg. De IMC's dragen bij aan een vermindering van de overlast die is gerelateerd aan de leefwijze van verslaafde personen. In een handboek van GGZ Nederland staat een breed overzicht van de achtergronden, doelstellingen, opzet, werkwijzen en resultaten van de IMC's. Het maakt duidelijk wat de kenmerken zijn van de cliëntpopulatie, wat de visie is op de hulpverlening en de zorgketen, en welke kennis en vaardigheden het personeel moet bezitten.

> Zie verder:
> Diepraam, A. (2003). *Intramuraal motivatie centrum, een handboek*. Utrecht: Resultaten Scoren/GGZ Nederland.

4.5.5 Voorkomen van terugval

Na een geslaagde detoxificatie is het belangrijk de (ex-)verslaafde te helpen om terugval in het gebruik te voorkomen. Hiertoe zijn diverse interventiemethoden ontwikkeld en getest. De laatste jaren is de focus steeds meer gericht op de bijdrage van neurocognitieve trainingen (*remediation*) ter versterking van het herstel.

> **Literatuur over terugvalpreventie**
> - Marlatt, G. A., & Donovan, D. M. (Eds.). (2007). *Relapse prevention. Maintenance strategies in the treatment of addictive behaviors* (2nd ed.). New York: Guilford Press.
> - Hendershot, C. S., et al. (2011). Relapse prevention for addictive behaviors. *Substance Abuse Treatment Prevention and Policy, 6,* 17.
> - Wiers, R. (2013). *Grip op je problemen: Cognitieve training bij verslaving en angst*. Amsterdam: Bert Bakker.
> - Melemis, S. M. (2015). Relapse prevention and the five rules of recovery. *Yale Journal of Biology and Medicine, 88,* 325–332.
> - Rezapour, T., et al. (2016). Perspectives on neurocognitive rehabilitation as an adjunct treatment for addictive disorders: From cognitive improvement to relapse prevention. *Progress in Brain Research, 224,* 345–369.
> - Domínguez-Salas, S., et al. (2016). Impact of general cognition and executive function deficits on addiction treatment outcomes: Systematic review and discussion of neurocognitive pathways. *Neuroscience & Biobehavioral Reviews, 71,* 772–801.
>
> Nieuw is ook de aandacht voor mindfulness-trainingen:
> - Witkiewitz, K., et al. (2014). Mindfulness-based treatment to prevent addictive behavior relapse: Theoretical models and hypothesized mechanisms of change. *Substance Use & Misuse, 49,* 513–524.
> - Chiesa, A., & Serretti, A. (2014). Are mindfulness-based interventions effective for substance use disorders? A systematic review of the evidence. *Substance Use & Misuse, 49,* 492–512.

Bestrijden onthoudingsverschijnselen

Na detoxificatie kunnen, indien niet goed behandeld, onthoudingsverschijnselen het verlangen naar gebruik doen toenemen. Daarom zorgen artsen en verpleegkundigen ervoor dat deze verschijnselen adequaat worden behandeld.

> **Medicamenteuze terugvalpreventie**
> In 2009 verscheen een gedegen overzicht van de mogelijkheden van medicamenteuze terugvalpreventie bij alcoholverslaving. Deze handleiding bevat literatuuroverzichten, geeft inzage in de overwegingen die aan interventies ten grondslag liggen en beschrijft nauwgezet de mogelijkheden van behandeling en begeleiding van de patiënten.
> Het document geeft verder uitleg van de uit zes stappen bestaande integratieve behandelmethode:
> 1. biopsychosociale evaluatie;
> 2. rapportage aan de hand van deze biopsychosociale evaluatie;
> 3. empathie, niet-veroordelend volgen van de patiënt;
> 4. behandeldoelen samen met de patiënt vaststellen op grond van zijn of haar behoeften;
> 5. directe advisering gericht op het stimuleren van de patiënt zijn of haar doel te bereiken;
> 6. formele beoordeling van de reactie van de patiënt op het door de arts gegeven advies. De arts doet nader onderzoek als het advies niet is opgevolgd.
>
> Zie verder:
> - Boonstra, M. (2009). *Handleiding: Medicamenteuze terugvalpreventie bij alcoholafhankelijkheid*. Amersfoort: Resultaten Scoren/GGZ Nederland.

Blokkeren van effect en verminderen van trek

De behandeling van verslavingsproblemen met behulp van medicatie was tot enkele jaren terug nauwelijks mogelijk. Daarin is het afgelopen decennium veel veranderd. Diverse medicijnen zijn werkzaam gebleken bij de beïnvloeding van bepaalde facetten van verslaving, zoals craving of verlies van zelfcontrole. Nieuwe therapieën liggen in het verschiet.

Voor de behandeling van alcoholverslaving zijn er, naast het oude middel disulfiram dat interfereert met het alcoholmetabolisme, acamprosaat, naltrexon en topiramaat, die deels de hunkering (craving) naar alcohol verminderen en de abstinentie bevorderen. Voor de behandeling van nicotineverslaving zijn er nicotinevervangende middelen en middelen als bupropion en varenicline, die het stoppen met roken bevorderen. Meer informatie over de farmacologische behandeling van verslavingen is te vinden in het volgende literatuuroverzicht.

> **Literatuur over farmacotherapie bij verslaving**
> Overzichten over de (toekomst van de) farmacologische behandeling van verslavingen zijn:
> - Koob, G. F., & Mason, B. J. (2016). Existing and future drugs for the treatment of the dark side of addiction. *Annual Review of Pharmacology and Toxicology, 56*, 299–322.
> - Klein, J. W. (2016). Pharmacotherapy for substance use disorders. *Medical Clinics of North America, 100*, 891–910.
>
> Specifiek voor de verslaving aan alcohol zijn:
> - Clapp, P. (2012). Current progress in pharmacologic treatment strategies for alcohol dependence. *Expert Review of Clinical Pharmacology, 5*, 427–435.
> - Haass-Koffler, C. L., et al. (2014). Pharmacological approaches to reducing craving in patients with alcohol use disorders. *CNS Drugs, 28*, 343–360.
> - Michalak, A., & Biała, G. (2016). Alcohol dependence – neurobiology and treatment. *Acta Poloniae Pharmaceutica, 73*, 3–12.

Specifiek voor de verslaving aan opiaten:
- Salsitz, E., & Wiegand, T. (2016). Pharmacotherapy of opioid addiction: "Putting a real face on a false demon". *Journal of Medical Toxicology, 12,* 58–63.
- Kourounis, G., et al. (2016). Opioid substitution therapy: Lowering the treatment thresholds. *Drug and Alcohol Dependence, 161,* 1–8.

Specifiek met betrekking tot cocaïne:
- Somaini, L., et al. (2011). Promising medications for cocaine dependence treatment. *Recent Patents on CNS Drug Discovery, 6,* 146–160.
- Castells, X., et al. (2016). Psychostimulant drugs for cocaine dependence. *Cochrane Database Systematic Review, 9,* CD007380.

Specifiek met betrekking tot tabak:
- Canadian Agency for Drugs and Technologies in Health. (2011-). *Drugs for smoking cessation.* Ottawa: CADTH. Pdf: ▶ https://www.cadth.ca/sites/default/files/pdf/Drugs_for_Smoking_Cessation_In_Brief.pdf.
- Shoaib, M., & Buhidma, Y. (2016). How can we improve on modeling nicotine addiction to develop better smoking cessation treatments? *International Review of Neurobiology, 126,* 121–156.

Specifiek met betrekking tot stoornissen in de impulsregulering, ook wel gedragsverslavingen genoemd:
- Marazziti, D., et al. (2014). Behavioral addictions: A novel challenge for psychopharmacology. *CNS Spectrums, 19,* 486–495.
- Yau, Y. H., & Potenza, M. N. (2015). Gambling disorder and other behavioral addictions: Recognition and treatment. *Harvard Review of Psychiatry, 23,* 134–146.
- Reas, D. L., & Grilo, C. M. (2015). Pharmacological treatment of binge eating disorder: Update review and synthesis. *Expert Opinion on Pharmacotherapy, 16,* 1463–1478.
- Banz, B. C., et al. (2016). Behavioral addictions in addiction medicine: From mechanisms to practical considerations. *Progress in Brain Research, 223,* 311–328.

Zie over farmacotherapie bij adolescenten:
- Das, J. K., et al. (2016). Interventions for adolescent substance abuse: An overview of systematic reviews. *Journal of Adolescent Health, 59,* S61–S75.

Zie over farmacotherapie bij zwangerschap:
- Wilder, C. M., & Winhusen, T. (2015). Pharmacological management of opioid use disorder in pregnant women. *CNS Drugs, 29,* 625–636.
- Chisolm, M. S., & Payne, J. L. (2016). Management of psychotropic drugs during pregnancy. *BMJ, 532,* h5918.

Zie over farmacotherapie van verslaving bij gevangenen:
- Hedrich, D., et al. (2012). The effectiveness of opioid maintenance treatment in prison settings: A systematic review. *Addiction, 107,* 501–517.
- Werb, D., et al. (2016). The effectiveness of compulsory drug treatment: A systematic review. *International Journal of Drug Policy, 28,* 1–9.

Veel mensen met een verslaving hebben ook een andere psychische stoornis waar ze medicatie voor gebruiken. Het is belangrijk te weten of deze geneesmiddelen gecombineerd gebruikt kunnen worden.

Zie hierover:
- Testa, A., et al. (2013). Psychiatric emergencies (part II): Psychiatric disorders coexisting with organic diseases. *European Review for Medical and Pharmacological Sciences, 17*, 65–85.
- Lalanne, L., et al. (2016). Medications between psychiatric and addictive disorders. *Progress in Neuro-psychopharmacology & Biological Psychiatry, 65*, 215–223.

Veranderen van gewoontegedrag

Uit onderzoek blijkt dat niet zozeer de onthoudingsverschijnselen, maar processen van conditionering en sensibilisatie de terugval in verslavingsgedrag het best voorspellen. Om die reden is er een keur aan interventies ontwikkeld om daarin verandering aan te brengen. Het gaat daarbij om trainingen, de beïnvloeding van de omgeving en specifieke therapieën.

Effectief gebleken zijn onder andere de multidimensionale gezinstherapie voor jongeren, gedragstherapeutische relatietherapie voor volwassenen, dagbehandeling van jongeren en beloning van gewenst gedrag. De hiervoor genoemde medicamenteuze therapieën kunnen deze psychosociale interventies versterken. Leefstijltrainingen, tegenwoordig aangeduid als cognitieve gedragstherapieën, vormen thans een belangrijk onderdeel van de behandeling in de verslavingszorg. Het is het minst intensieve aanbod gericht op verandering van het verslavingsgedrag.

Leefstijltraining/cognitieve gedragstherapie

Ongeveer vijftien jaar geleden werd in de verslavingszorg begonnen met leefstijltrainingen die erop gericht waren cliënten te helpen meer controle te krijgen over hun problemen met middelengebruik of gokken. Er werden verschillende varianten uitgewerkt (kort, lang, individueel of groepsgericht). De handleidingen zijn recent herzien en de trainingen worden tegenwoordig als cognitieve gedragstherapie aangeduid. Er hebben zich aanpassingen voorgedaan in de gefaseerde protocollaire opzet en de gekozen interventies. Naast een uitsplitsing in kortere en langere behandeltrajecten is er nu ook een uitsplitsing in doelgroepen.

Cognitieve gedragstherapie (CGT) is een relatief kortdurende behandeling voor mensen die problemen hebben met het gebruik van alcohol, drugs en andere psychotrope stoffen of met gokken. CGT helpt om dit gedrag te verminderen of te stoppen. CGT steunt cliënten om de situaties te herkennen waarin zij geneigd zijn om te gaan gebruiken, om deze situaties te vermijden of om in deze situaties hun gebruik of gokgedrag te weerstaan. Daarnaast richt CGT zich op het leren beter om te gaan met problemen die met de problematiek van het gebruik of het gokken samenhangen.

Cliënten krijgen informatie over de voor- en nadelen van het middelengebruik of gokken en hoe ze dat kunnen veranderen. Ze leren met risicosituaties om te gaan, hoe ze hun gebruik of gokken in de hand kunnen houden en hoe ze sociale druk kunnen weerstaan. De cliënt wordt nauw betrokken bij het opstellen van het trainingsplan. Met hem of haar wordt een behandelovereenkomst gesloten.

Een handboek cognitieve gedragstherapie bij middelengebruik en gokken, enkele handleidingen en werkboeken zijn te bestellen bij Perspectief Uitgevers (▶ www.zorg-perspectief.nl) of verkrijgbaar op de website van Resultaten Scoren (▶ www.resultatenscoren.nl > cgt).

Uniek is dat in deze serie publicaties ook specifieke aandacht is voor mensen met een licht verstandelijke beperking. Dit is uitgemond in het CGT+-protocol. Dit protocol beschrijft een cognitief gedragstherapeutische behandeling van problematisch middelengebruik bij mensen met een lichte verstandelijke beperking (LVB). Tot voor kort ontbrak het aan een landelijk protocol voor deze indicatie. De uitgave (bestaande uit een Handleiding en een Werkboek) is daarom een belangrijke mijlpaal in de professionalisering van de behandeling van deze doelgroep.

In een evaluatiestudie heeft het RIVM recent vastgesteld dat CGT voor mensen met alcohol- en cannabisverslaving effectief is en de samenleving kosten bespaart. Bij alcohol blijkt dat onder andere uit minder ziekte en sterfte, een betere kwaliteit van leven en een hogere arbeidsproductiviteit. Verder zijn er baten vanwege minder verkeersongevallen en minder criminaliteit, en daardoor minder inzet van politie en justitie. Bij cannabis komen baten voort uit een verbeterde gezondheid, een betere kwaliteit van leven, minder schooluitval en een hoger inkomen voor de cliënten die de behandeling succesvol hebben afgerond.
Zie verder:

- Over, E. A. B., et al. (2016). *Maatschappelijke kosten-baten analyse van cognitieve gedragstherapie voor alcohol- en cannabisverslaving*. Bilthoven: RIVM. Pdf op website RIVM.

Literatuur over psychologische behandeling van verslaving

Voor de behandeling van verslaving zijn diverse behandelvormen ontwikkeld gericht op gedragsverandering vanuit of op basis van de psychologie. Over de werkzaamheid ervan en de onderbouwing daarvan in termen van de daarbij betrokken mechanismen is thans veel kennis beschikbaar. Psychologie en neurowetenschap convergeren bovendien meer en meer.

Een fraai overzicht van vier theorieën met betrekking tot het ontwikkelen en het zich losmaken van gewoontegedrag in verband met het gebruik van middelen is:

- Moos, R. H. (2007). Theory-based processes that promote the remission of substance use disorders. *Clinical Psychology Review, 27*, 537–551.

Overzichten over psychosociale behandelingen zijn verder:

- Newman, M. G., et al. (2011). A review of technology-assisted self-help and minimal contact therapies for drug and alcohol abuse and smoking addiction: Is human contact necessary for therapeutic efficacy? *Clinical Psychology Review, 31*, 178–186.
- Martin, G. W., & Rehm, J. (2012). The effectiveness of psychosocial modalities in the treatment of alcohol problems in adults: A review of the evidence. *The Canadian Journal of Psychiatry, 57*, 350–358.
- Jhanjee, S. (2014). Evidence based psychosocial interventions in substance use. *Indian Journal of Psychological Medicine, 36*, 112–118.
- Stevens, E., et al. (2015). Investigating social support and network relationships in substance use disorder recovery. *Substance Abuse, 36*, 396–9.

Specifiek voor roken:

- Murthy, P., & Subodh, B. N. (2010). Current developments in behavioral interventions for tobacco cessation. *Current Opinion in Psychiatry, 23*, 151–156.
- Haug, N. A. (2014). Substance abuse treatment services for pregnant women: Psychosocial and behavioral approaches. *Obstetrics and Gynecology Clinics of North America, 41*, 267–296.

Specifiek voor cannabis:
- Gates, P. J., et al. (2016). Psychosocial interventions for cannabis use disorder. *Cochrane Database Systematic Review, 5,* CD005336.

Specifiek voor stimulantia:
- Vocci, F. J., & Montoya, I. D. (2009). Psychological treatments for stimulant misuse, comparing and contrasting those for amphetamine dependence and those for cocaine dependence. *Current Opinion in Psychiatry, 22,* 263–268.
- Penberthy, J. K., et al. (2010). Review of treatment for cocaine dependence. *Current Drug Abuse Reviews, 3,* 49–62. Dit artikel maakt overigens duidelijk dat moderne behandeling een integratie van behandelmethoden vereist: cognitieve gedragstherapie plus medicatie.

Specifiek voor benzodiazepine;
- Darker, C. D., et al. (2015). Psychosocial interventions for benzodiazepine harmful use, abuse or dependence. *Cochrane Database Systematic Review, 5,* CD009652.

Specifiek voor internetverslaving:
- Kisjes, H., et al. (Red.). (2015). *Internetverslaving: Behandeling in de praktijk.* Amsterdam: Boom.
- Nakayama, H., et al. (2016). Treatment and risk factors of Internet use disorders. *Psychiatry and Clinical Neurosciences.* Epub ahead of print.

Een goed voorbeeld van een model op cognitief-gedragstherapeutische basis voor de behandeling van craving is:
- Stalcup, S. A., et al. (2006). A treatment model for craving identification and management. *Journal of Psychoactive Drugs, 38,* 189–202.

Zie in dit verband ook:
- Sayette, M. A. (2016). The role of craving in substance use disorders: Theoretical and methodological issues. *Annual Review of Clinical Psychology, 12,* 407–433.

Omdat verslaving vaak samengaat met een andere psychische stoornis is ook het volgende overzicht belangrijk:
- Horsfall, J., et al. (2009). Psychosocial treatments for people with co-occurring severe mental illnesses and substance use disorders (dual diagnosis): A review of empirical evidence. *Harvard Review of Psychiatry, 17,* 24–34.

Zie voor de neurowetenschappelijke onderbouwing van psychologische interventies:
- Moras, K. (2006). The value of neuroscience strategies to accelerate progress in psychological treatment research. *Canadian Journal of Psychiatry, 51,* 810–822.
- Potenza, M. N., et al. (2011). Neuroscience of behavioral and pharmacological treatments for addictions. *Neuron, 69,* 695–712.

De behandeling van verslaafde cliënten vindt zowel individueel als in groepsverband plaats. In het algemeen is een groepsbehandeling even werkzaam als een individuele therapie. Zie:
- Weiss, R. D., et al. (2004). Group therapy for substance use disorders: What do we know? *Harvard Review* of *Psychiatry, 12,* 339–350.
- Kaminer, Y. (2005). Challenges and opportunities of group therapy for adolescent substance abuse: A critical review. *Addictive Behaviors, 30,* 1765–1774.
- Orchowski, L. M., & Johnson, J. E. (2012). Efficacy of group treatments for alcohol use disorders: A review. *Current Drug Abuse Reviews, 5,* 148–157.

Overzichten van de bereidheid tot verandering en de stadia waarin verandering optreedt in de behandeling van verslaving zijn:
- DiClemente, C. C., et al. (2004). Readiness and stages of change in addiction treatment. *American Journal on Addictions, 13,* 103-119.
- DiClemente, C. C., et al. (2008). Motivation and the stages of change among individuals with severe mental illness and substance abuse disorders. *Journal of Substance Abuse Treatment, 34,* 25-35.

Zie over motivationeel interviewen:
- Hettema, J., et al. (2005). Motivational interviewing. *Annual Review of Clinical Psychology, 1,* 91-111.
- Faris, A. S., et al. (2009). Examining motivational interviewing from a client agency perspective. *Journal of Clinical Psychology, 65,* 955-970.

De cognitieve gedragstherapie heeft in de verslavingszorg furore gemaakt; een groot aantal psychosociale behandelingen zijn rechtstreeks hierop gebaseerd. Niettemin zijn er nog veel verbeteringen mogelijk en de integratie met andere typen behandelingen staat nog in de kinderschoenen.

Hierover:
- Zinbarg, R. E., et al. (2010). The future and promise of cognitive behavioral therapy: A commentary. *Psychiatric Clinics of North America, 33,* 711-727.

Zelfhulp

Ruim zesduizend mensen nemen in Nederland deel aan zelfhulpgroepen voor verslaafde personen of familieleden van betrokkenen. Er is geen professionele begeleiding. Belangrijke bestanddelen van het groepsproces zijn uitwisseling van ervaringen en onderlinge steun. De meeste groepen delen als filosofie dat verslaving een ziekte is en abstinentie het enige medicijn. Ze volgen ook het twaalfstappenprogramma. Dit programma wordt – zeker in het buitenland – ook gebruikt in de professionele verslavingszorg. De Anonieme Alcoholisten (AA) staan model voor de zelfhulpmethode in de verslavingszorg. Over de effectiviteit van zelfhulp bestaan nog veel vragen.

Literatuur over zelfhulp

In een literatuurstudie van GGZ Nederland staat een overzicht van het onderzoek naar zelfhulp. De conclusies zijn indicatief:
- Stuurgroep Ontwikkelcentrum Kwaliteit en innovatie van zorg. (2003). *Zelfhulp. Literatuurstudie over de waarde van zelfhulpgroepen en 12-stappenprogramma's.* Utrecht: Project Resultaten Scoren, uitgave GGZ Nederland.

Zie ook:
- Meyers, R. J. (2012). *Een verslaving in huis. Zelfhulpboek voor naastbetrokkenen.* Maarssen: BSL.
- Overige bronnen: ▶ www.zelfhulpverslaving.nl.

Overzichten van internationale literatuur zijn onder andere:
- Tracy, K., & Wallace, S. P. (2016). Benefits of peer support groups in the treatment of addiction. *Substance Abuse and Rehabilitation, 7,* 143-154.

- Moos, R. H. (2008). Active ingredients of substance use-focused self-help groups. *Addiction, 103*, 387–396.
- Newman, M. G., et al. (2011). A review of technology-assisted self-help and minimal contact therapies for drug and alcohol abuse and smoking addiction: Is human contact necessary for therapeutic efficacy? *Clinical Psychology Review, 31*, 178–186.

Internethulp

Een zeer recente ontwikkeling is de hulp die via internet wordt geboden. Als voorbeeld geldt ▶www.alcoholdebaas.nl. De internetbehandeling is een gestructureerd behandelprogramma waarin cliënt en hulpverlener een persoonlijk contact aangaan via een website. Bij sommige interventies komt er geen behandelaar aan te pas. De grote voordelen ten opzichte van een face-to-face-behandeling zijn: de anonimiteit en het feit dat de hulp op het door de cliënt gewenste tijdstip en in zijn eigen omgeving wordt ontvangen. Het doel van alcohol-internetbehandeling is:
a. motiveren voor verandering van drinkgedrag en voor behandeling;
b. het stoppen of minderen met alcoholgebruik.

Het geboden programma is geschikt voor iedere volwassene die iets aan zijn alcoholgebruik wil doen.

Een vergelijkbare site over het gebruik en de verslaving aan alcohol, drugs en gamen is ▶drankendrugs.nl. Deze site is bedoeld voor jongeren die meer willen weten over middelen of gamen en/of zich zorgen maken over hun gebruik, willen minderen, stoppen of een terugval voorkomen.

De moderne benaming van hulp via internet is *e-mental health*; de doelstelling is overigens vergelijkbaar met die van de overige hulpverlening, namelijk ondersteunen en/of verbeteren van de psychische gezondheid, en strekt zich uit tot preventie, behandeling en (na)zorg. Oorspronkelijk richtte e-mental health zich hoofdzakelijk tot lichte problemen, maar inmiddels geldt hij ook als een hulpmiddel bij ernstige en complexe psychische stoornissen. E-mental health biedt verder goede mogelijkheden voor lotgenotencontacten. Het vermoeden bestaat dat door online interventies de hulp toegankelijker wordt (en nieuwe doelgroepen kan bereiken). Dit is niet onbelangrijk: enerzijds zijn de materiële en personele middelen voor hulpverlening beperkt, anderzijds is de drempel van een instelling voor veel mensen met een psychisch probleem – depressie, angst of verslaving – nog steeds hoog. Als een steun in de rug geldt dat evaluatieonderzoek laat zien dat de effectiviteit ervan niet zoveel verschilt met die van reguliere hulp (uiteraard voor zover dit vergelijkbare behandelingen betreft; niet alle vormen van hulp kunnen immers elektronisch worden gegeven – bijvoorbeeld medicatie). En verder is het waarschijnlijk kosteneffectief; reden waarom zorgverzekeraars in Nederland deze vorm van hulp gaan stimuleren.

De praktijk heeft uitgewezen dat een mengvorm van face-to-face-hulpverlening plus e-health (*blended care*) de voorkeur verdient.

> **Literatuur over e-health in verband met alcohol en drugs**
> - Quanbeck, A., et al. (2014). Mobile delivery of treatment for alcohol use disorders: A review of the literature. *Alcohol Research, 36,* 111–122.
> - Moreira, T de C., et al. (2014). Non-adherence to telemedicine interventions for drug users: Systematic review. *Revista de saude publica, 48,* 521–531.
> - Chebli, J. L., et al. (2016). Internet-based interventions for addictive behaviours: A systematic review. *Journal of Gambling* Studies, 32, 1279–1304.
>
> Voorbeelden van in Nederland uitgevoerd onderzoek:
> - Spijkerman, R., et al. (2010). Effectiveness of a web-based brief alcohol intervention and added value of normative feedback in reducing underage drinking: A randomized controlled trial. *Journal of Medical Internet Research, 12,* e65.
> - Postel, M. G., et al. (2010). Effectiveness of a web-based intervention for problem drinkers and reasons for dropout: randomized controlled trial. *Journal of Medical Internet Research, 12,* e68.
> - Wiers, R. W., et al. (2015). Alcohol cognitive bias modification training for problem drinkers over the web. *Addictive Behaviors, 40,* 21–26.

4.5.6 Verlenen van praktische zorg

De verslavingszorg is er vanouds op gericht (ex-)verslaafde personen te integreren in de samenleving en hun sociale positie, alsmede die van hun partner of kinderen, te verbeteren. Dit houdt in dat er in alle regio's programma's en voorzieningen bestaan om de betrokkenen te helpen bij het vinden van werk, het volgen van een opleiding en passende huisvesting. Ook is er aandacht voor de familie en – voor zover deze (nog) in beeld zijn – de kinderen.

4.5.7 Justitiële verslavingszorg

Vanouds is er een sterke verwevenheid van verslavingszorg en reclassering. De ambulante instellingen, de Consultatiebureaus voor Alcoholisme – later Consultatiebureaus voor Alcohol en Drugs –, waren lange tijd goeddeels afhankelijk van Justitie als financier. In de laatste decennia van de vorige eeuw liep dit terug, en ook de belangstelling voor 'dwang en drang' als context voor behandeling taande. In de laatste tien jaar staat justitiële verslavingszorg niettemin weer volop in de belangstelling. En in het kielzog van de *evidence-based medicine* worden ook de interventies steeds vaker onderzocht op effectiviteit. Trouwens, ook in de ggz is de aandacht voor forensische psychiatrie, na jaren van teruggang, weer groot. Een belangrijke bijdrage aan de kennis- en methodiekontwikkeling, ook voor wat betreft de justitiële of forensische verslavingszorg, wordt geleverd door het Expertisecentrum Forensische Psychiatrie (EFP). Zie: ▶ www.efp.nl.

Justitiële verslavingszorg is veelal een onderdeel van de regionale instellingen voor verslavingszorg en heeft betrekking op het reclasseringsaanbod aan verslaafde personen die strafbare feiten hebben gepleegd. In dit type verslavingszorg wordt uitgegaan van een persoonsgerichte aanpak plus een levensloopbenadering. Een uitgangspunt is verder dat behandeling en zorg in een goede verhouding staan ten opzichte van de straftoemeting.

Tot de opdrachtgevers van justitiële verslavingszorg behoren de rechterlijke macht, het Openbaar Ministerie en de Dienst Justitiële Inrichtingen (Gevangeniswezen). De Justitiële Verslavingszorg heeft daarbij een informerende, adviserende en uitvoerende taak. Onderdelen kunnen zijn:

- vroeghulp: gearresteerde opzoeken op het politiebureau of in een Huis van Bewaring: gericht op crisisinterventie en zorgbehoefte peilen;
- vroeghulpinterventie: voorbereiden van een reclasseringstraject;
- voorlichting in strafzaken: verstrekken van inzicht aan de autoriteiten (rechter, officier van justitie) over de achtergronden van de betrokkene; doen van aanbevelingen. Eventueel wordt specifiek geadviseerd omtrent een tbs-maatregel (maatregelrapport);
- adviesrapportage: kan diverse onderwerpen betreffen en richt zich op een uiteenlopende groep potentiële opdrachtgevers;
- uitvoering taakstraffen: betreft een opgelegde werk- of leerstraf;
- toezicht: dit vindt plaats als alternatief voor een onvoorwaardelijke gevangenisstraf; ook een combinatie met een straf of sanctie is mogelijk. Toezicht is veelal gekoppeld aan een voorwaardelijke gevangenisstraf; bij niet naleving van de voorwaarden kan alsnog gevangenisstraf volgen;
- re-integratie: betreft trainingsprogramma's (aanleren van vaardigheden) om gedrag te beïnvloeden of invloed uit te oefenen op het sociale netwerk van het gedrag, de omgeving of het netwerk van de cliënt. Aandachtspunten van de vaardigheidstrainingen zijn wonen, arbeid en scholing, geld, gedrag, relaties en de hantering van schade en conflicten;
- groepstrainingen: leefstijltrainingen (doorbreken middelenafhankelijkheid of problematisch gokgedrag), socialevaardigheidstrainingen, taakstraf alcoholdelinquentie (bezinnen op het alcoholgebruik en het delict; voorkomen herhaling), budgetteringscursus.

Overzichten

Zie voor gedetailleerde informatie over verslavingszorg in een justitieel kader het uitgebreide rapport van het Expertisecentrum Forensische Psychiatrie (EFP):

- Ginkel, P. van, et al. (2016). *Zorgprogramma forensische verslavingszorg. Landelijk zorgprogramma voor cliënten met problematisch middelengebruik en (een risico op) delictgedrag*. Utrecht: Expertisecentrum Forensische Psychiatrie. Pdf: ► www.efp.nl/web/images/uploads/publicaties/ZP_FVZ_def.pdf.

Zie ook:

- Blaauw, E., & Roozen, H. (Red., 2012). *Handboek forensische verslavingszorg*. Houten: BSL.

Justitie en meervoudige problematiek

Momenteel wordt gestreefd naar een persoonsgerichte aanpak van delinquenten. Naast bestraffing zoekt men naar mogelijkheden om het gedrag te beïnvloeden. De reclassering ziet toe op de uitvoering hiervan.

Het ministerie van Veiligheid en Justitie heeft een budget voor het inkopen van zorg voor verslaafde justitiabelen. In de zorg staan justitiabelen met een achtergrond van problematisch druggebruik, psychiatrische problematiek en een lichte verstandelijke beperking centraal.

4.5 · Zorg aan mensen met een verslaving

In een onderzoek van het WODC is gepoogd meer kennis over deze groep te vergaren. Een heel grove schatting leert dat tussen de 25 en 50 % van de justitiabelen kampt met problematisch drugsgebruik. Van deze groep heeft 30 tot 65 % comorbide psychische problemen; 15 tot 40 % zou een verstandelijke beperking hebben.

Door het WODC is vastgesteld dat in het zorgaanbod het volgende aanwezig moet zijn:
- goede diagnostiek in een vroeg stadium; het instrumentarium moet aangepast zijn aan het niveau van de cliënten en de complexiteit van de problematiek. De diagnostiek moet regelmatig worden herhaald;
- een blijvende steunstructuur omdat een groot deel van de problematiek een chronisch karakter heeft;
- intensieve en continue begeleiding die door professionals en personen uit het netwerk van de betrokkene kan worden geboden;
- voortdurend aansluiten bij de motivatie en de mogelijkheden van de cliënten, de zorg zo aantrekkelijk mogelijk maken en dagbesteding, sport en ontspanning aanbieden. Ook moet het aanbod 24 uur per dag beschikbaar zijn. En cognitieve gedragstherapieën en vaardigheidstrainingen zouden onderdeel moeten zijn van het zorgaanbod; vanwege de licht verstandelijke beperkingen is een aangepaste benadering noodzakelijk: veel herhaling, visualiseren, oefenen, positief belonen en non-verbale methoden;
- geïntegreerde zorg; de voorkeur gaat uit naar aparte afdelingen voor mensen met een licht verstandelijke beperking. En er moet crisisopvang zijn geregeld wanneer een crisis of een terugval in middelengebruik heeft plaatsgevonden.

Zie verder:
- Kaal, H. L., et al. (2009). *Een complex probleem. Passende zorg voor verslaafde justitiabelen met co-morbide psychiatrische problematiek en een lichte verstandelijke handicap*. Den Haag: WODC.
- Oliemeulen, L., et al. (2007). *Problematische gebruikers en gokkers in het gevangeniswezen*. IVO reeks 53. Rotterdam: IVO.

Literatuur over middelengebruik, misdaad en behandeling
- Fazel, S., et al. (2006). Substance abuse and dependence in prisoners: A systematic review. *Addiction, 101*, 181–191.
- Bennett, P. T., et al. (2008). The statistical association between drug misuse and crime: A meta-analysis. *Aggression and Violent Behavior, 13*, 107–118.
- Larney, S., & Dolan, K. (2009). A literature review of international implementation of opioid substitution treatment in prisons: Equivalence of care? *European Addiction Research, 15*, 107–112.
- Young, S., & Thome, J. (2011). ADHD and offenders. *World Journal of Biological Psychiatry, 12*(Suppl 1), 124–128.
- Mulder, E. (2012). Recidivism in subgroups of serious juvenile offenders: Different profiles, different risks? *Criminal Behaviour & Mental Health, 22*, 122–135.
- Ward, E., & Ashley, D. (2013). The new imperative: Reducing adolescent-related violence by building resilient adolescents. *Journal of Adolescent Health, 52*(2 Suppl 2), S43–S45.
- Lammers, S. M. M., et al. (2014). Middelengebruik en criminaliteit: Een overzicht. *Tijdschrift voor Psychiatrie, 56*, 32–39.

> **Interventiematrix Justitiële Verslavingszorg**
> Om recidive terug te dringen, is er behoefte aan bewezen effectieve gedragsinterventies. Het voornemen van Justitie is alleen interventies in te kopen die zijn erkend door de Erkenningscommissie Justitiële interventies. In de vorm van de Interventiematrix Justitiële Verslavingszorg is recent, in opdracht van de Stichting Verslavingsreclassering (SVG), door Resultaten Scoren een overzicht gemaakt van wat bekend is over evidentie.
> In het rapport is vastgesteld dat de ontwikkeling van nieuwe evidentie traag verloopt. Wel is onderzoek verricht naar de effectiviteit van de Strafrechtelijke Opvang Verslaafden (SOV, nu een onderdeel van de Maatregel Inrichting Stelselmatige Daders), de Forensische Verslavingskliniek (FVK) en het programma Triple-Ex (intensief behandelprogramma gericht op ontwenning, stoppen met criminaliteit en vinden van werk).
> Het voordeel van verslavingsreclassering die louter is gebaseerd op erkende interventies en het hanteren van kwaliteitscriteria heeft deze voordelen:
> - Het is duidelijker wat een interventie inhoudt: doelen, hoe deze te bereiken, bij wie dat mogelijk is en voor wie geschikt.
> - De uitvoerenden kunnen beter worden getraind.
> - De integriteit waarop het programma wordt uitgevoerd, kan worden gecontroleerd.
> - Nieuwe interventies worden voortaan wetenschappelijk ontwikkeld en getest.
>
> De opstellers van de interventiematrix verwachten wel dat er meer evident effectieve interventies zullen komen wanneer interventies die al zijn erkend en geïmplementeerd op effectiviteit worden getest.
> Naast de voordelen zijn er ook nadelen wanneer de focus eenduidig op erkende, bewezen effectieve interventies wordt gericht. Deze zijn:
> - Een eis aan de interventies is dat deze uitdrukkelijk gericht zijn op het bereiken van doelen in relatie tot criminele recidive. Dit sluit zinvolle interventies uit, zoals bij verslavingsgedrag, die niet direct tot vermindering van criminele recidive leiden (al kan dat indirect wel het geval zijn).
> - De interventies zijn goeddeels beperkt tot geprotocolleerde cognitief-gedragstherapeutische programmatie tot criminele recidive. Hiermee kunnen lang niet alle problemen worden benaderd waar groepen justitiabelen mee kampen.
> - In het erkenningssysteem van justitie (de procedure op grond waarvan wordt besloten welke interventies voldoende evidentie hebben om te worden toegepast) hebben regionaal ontwikkelde interventies minder kans tot doorontwikkeling. Dit kan innovatie afremmen.
>
> Zie verder:
> - Koeter, M. W. J., et al. (2009). *Interventiematrix justitiële verslavingszorg. Update: Wat werkt anno 2009*. Amersfoort: Resultaten Scoren/GGZ Nederland.

4.5.8 Dwang en drang

Ook dwang en drang worden toegepast vanuit de visie dat hierdoor uiteindelijk de motivatie tot gedragsverandering zal stijgen. De toepassing ervan is omstreden. Hoe het ook zij, de laatste jaren wordt uitdrukkelijk ook drang uitgeoefend op verslaafde personen om zich te laten behandelen. De achtergrond hiervan is onder andere dat de samenleving hiermee tracht de door hen veroorzaakte overlast terug te dringen. Sinds 1988 worden steeds intensiever de mogelijkheden benut die het strafrecht biedt. Samenwerking tussen politie en justitie en de hulpverlening is kenmerkend voor het Nederlandse beleid. Als iemand aan harddrugs verslaafd is en vanwege drugsbezit of verwervingscriminaliteit wordt aangehouden, wordt op het politiebureau contact gezocht met hulpverleners. Verslaafde personen die regelmatig in contact komen met politie en justitie kunnen voor de keuze 'straf of behandeling' (bed of bajes) worden gesteld. Het Nederlandse strafrecht kent verschillende mogelijkheden tot 'drang'. Een verdachte kan bijvoorbeeld in het kader van 'vroeghulp' op het politiebureau kiezen voor hulpverlening door schorsing van de voorlopige hechtenis op voorwaarde van behandeling.

Een andere wettelijke mogelijkheid betreft het gebruikmaken van de wettelijke regeling met betrekking tot de gevangenhouding. Daarin staat de mogelijkheid aangegeven van een detentievervangende klinische behandeling in de laatste fase van de straf. In Nederland zijn vanaf 1981 verschillende drugsvrije afdelingen in gevangenissen (verslavingsbegeleidingsafdelingen, VBA) opgericht. Dit zijn afdelingen van gevangenissen waar verslaafde personen aan een apart behandelprogramma kunnen deelnemen. Deze detentievorm staat ter discussie.

Om de overlast van verslaafde drugsgebruikers te bestrijden, is ook de samenwerking tussen de verslavingszorg en justitie verder ontwikkeld. Het aantal klinische, ambulante en justitiële voorzieningen is sterk uitgebreid. Sinds 1993 is gewerkt aan een scala van nieuwe (nauw op elkaar aansluitende) voorzieningen en projecten. Een voorlopig eindpunt daarvan betreft de Maatregel Inrichting Stelselmatige Daders (ISD). Deze sinds 2004 wettelijk verankerde maatregel is bedoeld om meerderjarige stelselmatige daders te plaatsen in een daartoe aangewezen inrichting. Het betreft een dwangmaatregel om uitzichtloze patronen (vastzitten, vrijkomen, terugvallen) bij de groep stelselmatige daders te doorbreken. Een, qua omvang niet geringe, subgroep hiervan betreft daders met verslavingsproblematiek en/of andere psychische problemen.

Een voorstel tot toepassing van de ISD-maatregel kan worden gedaan door de officier van justitie op grond van in ieder geval deze criteria:
- De verdachte is in de afgelopen vijf jaar al drie keer wegens een misdrijf onherroepelijk tot een straf of maatregel veroordeeld en deze zijn ten uitvoer gelegd.
- De veiligheid van personen of goederen dwingt tot deze maatregel.

De tot een ISD-maatregel veroordeelde persoon kan vervolgens een motivatietraining volgen en/of een specifieke behandeling ondergaan: gedwongen opvang in een Inrichting voor Stelselmatige Daders. De behandeling bestaat uit training (cognitieve) vaardigheden of agressiebeheersing, maar heeft niet het karakter van een dwangbehandeling.

Op de in het kader van de ISD-maatregel geboden hulp is veel kritiek, zoals het gebrek aan aandacht voor resocialisatie van veelplegers.

De nieuwe Wet verplichte geestelijke gezondheidszorg, die de BOPZ zal vervangen, biedt een groter arsenaal aan mogelijkheden tot (ambulante of klinische) behandeling onder drang of dwang.

> **Literatuur over drang, dwang en justitiële zorg**
> - Koeter, M. W. J., & Maastricht, A. S. van. (2006). *De effectiviteit van verslavingszorg in een justitieel kader*. Den Haag: ZonMw.
> - Horn, J. E. van, et al. (2012). Psychiatrische stoornissen en recidive bij geweldplegers met dubbele diagnose; vergelijking met andere subgroepen geweldplegers. *Tijdschrift voor Psychiatrie, 54,* 497–507.
> - Hayhurst, K. P., et al. (2015). The effectiveness and cost-effectiveness of diversion and aftercare programmes for offenders using class A drugs: A systematic review and economic evaluation. *Health Technology Assessment, 19,* 1–168, vii–viii.

- Kearns, M. C., et al. (2015). The role of alcohol policies in preventing intimate partner violence: A review of the literature. *Journal of Studies on Alcohol and Drugs, 76,* 21–30.

De toepassing van drang en dwang is wellicht een van de oudste methoden om verslaafde personen te bewegen hun gedrag te doen veranderen. De werkzaamheid en effectiviteit ervan zijn omstreden, wat niet wegneemt dat sociale druk om behandeling te zoeken waarschijnlijk aan de meeste behandelingen voorafgaat.

Overzichten over effectiviteit en ethische kanttekeningen zijn:

- Klag, S., et al. (2005). The use of legal coercion in the treatment of substance abusers: An overview and critical analysis of thirty years of research. *Substance Use & Misuse, 40,* 1777–1795.
- Hall, W., et al. (2014). Compulsory treatment of addiction in the patient's best interests: More rigorous evaluations are essential. *Drug and Alcohol Review, 33,* 268–271.
- Uusitalo, S., & Eijk, Y. van der. (2016). Scientific and conceptual flaws of coercive treatment models in addiction. *Journal of Medical Ethics, 42,* 18–21.

4.5.9 Behandelen van psychiatrische comorbiditeit

In de afgelopen vijftien jaar is de thematiek van verslaafde cliënten met psychiatrische problematiek c.q. mensen met psychiatrische problematiek en bijkomende verslavingsproblemen besproken onder de noemer comorbiditeit of dubbele diagnose (*dual diagnosis*).

> Traditioneel heeft men de behandeling van 'dubbele diagnose' op twee manieren opgelost:
> - de psychiatrische behandeling diende aan de verslavingszorg vooraf te gaan (of omgekeerd);
> - beide behandelingen dienden parallel, maar wel institutioneel gescheiden plaats te vinden.

In het algemeen vormen mensen met comorbide problemen een fors deel van het totale cliëntenbestand van de psychische gezondheidszorg (ggz) en verslavingszorg. De gemiddelde kosten voor de zorg zijn per persoon hoger dan wanneer de betrokkenen geen comorbiditeit hebben. Een groot probleem is echter dat hoewel ongeveer de helft van de mensen met ernstige psychische stoornissen verslavingsproblemen ervaren of misbruik maken van middelen, slechts de helft van hen enige vorm van behandeling ontvangt die recht doet aan beide problemen. Omgekeerd geldt dit probleem ook.

Er vindt al geruime tijd discussie plaats over de samenwerking tussen de psychische gezondheidszorg en de verslavingszorg. Er wordt verder gepleit voor het ontwikkelen en implementeren van geïntegreerde behandelprogramma's. In zo'n aanpak zorgt het behandelteam voor een aanbod dat naadloos aansluit op de problematiek van de cliënt. Als er naast psychiatrische problemen ook verslavingsproblemen bestaan (of omgekeerd), moet het behandelteam zelf in staat zijn deze in samenhang met elkaar te behandelen, in plaats dat verwezen wordt naar een andere instelling. Louter 'samenwerken' is nog niet hetzelfde als geïntegreerd werken.

Inmiddels zijn er op tal van plaatsen specifieke voorzieningen of programma's ontwikkeld. Maar omdat men lange tijd de ogen heeft gesloten voor deze problematiek is er nog veel onderzoek nodig naar de wijze waarop men geïntegreerde voorzieningen of combinatiebehandelingen het best kan opzetten. Omdat louter de samenvoeging van elementen uit de verslavingszorg of de psychiatrie niet voldoende blijkt te zijn, is er behoefte aan het ontwerpen en testen van geheel nieuwe behandelstrategieën.

Er bestaan geen exacte cijfers over het aantal mensen met psychiatrische stoornissen onder de bevolking dat tevens verslaafd is aan alcohol, drugs of tabak. Onderzoekers schatten dit aantal op basis van epidemiologische studies op ongeveer vijftig procent. Er zijn echter aanzienlijke verschillen tussen specifieke stoorniscategorieën en het effect van bepaalde middelen op het beloop daarvan. Het beeld wordt nog ingewikkelder wanneer men zich realiseert dat er geen eenduidige causale (of bidirectionele) relaties bestaan tussen psychiatrische stoornissen en middelengebruik.

Prevalentie van comorbiditeit

Op grond van diverse studies kunnen de volgende stoornisspecifieke nuanceringen worden aangebracht:
- Verslaving gaat vaak samen met ADHD – schattingen lopen sterk uiteen volgende, met een ondergrens van ruim twintig procent van het totale aantal personen dat als cliënt of patiënt geregistreerd staat.
- Bij schizofrenie is meer dan gemiddeld sprake van misbruik van middelen als alcohol en/of cannabis en verslaving. Het betreft in het bijzonder jonge mannen met een lage opleiding. Het gebruik versnelt het optreden van de eerste positieve symptomen, hindert de trouw aan de behandelingsstrategie en verslechtert de sociaal-medische positie. Bij deze patiëntengroep is verder het gebruik van tabak extreem hoog. Misbruik van middelen (i.h.b. alcohol) komt bij mensen met een bipolaire stoornis in vijftig tot zeventig procent van de gevallen voor. Ook bij hen verslechtert het gebruik het psychiatrisch beeld, waaronder een verhoogd risico op suïcide.
- Bij mensen met depressie komt misbruik van middelen zoals alcohol in dertig tot vijftig procent van de gevallen voor. Het middelenmisbruik heeft een negatieve invloed op de behandeling. Depressie kan verder de behandeling van alcoholverslaving negatief beïnvloeden. Misbruik van middelen vormt een extra risico voor suïcidaliteit. Ook bij angststoornissen (waaronder vrouwen met een posttraumatische stressstoornis) bestaat een negatieve relatie tussen bijkomend gebruik van alcohol en drugs én het behandelingsresultaat en het beloop van de stoornis. Het roken van sigaretten hangt mogelijk oorzakelijk samen met paniekstoornissen.
- Bij kinderen met psychische stoornissen bestaat een extra risico op de ontwikkeling van verslavingsproblemen. Deze groep heeft een ongunstiger prognose voor een behandeling van eventuele verslavingsproblemen. De kans op psychiatrische symptomen en verslavingsproblemen is bij jongeren significant hoger als de moeder tijdens de zwangerschap flink geeft gerookt. Tot slot vormen gedragsstoornissen en persoonlijkheidsstoornissen (i.h.b. mannen met een antisociale persoonlijkheidsstoornis) extra risico's voor verslavingsproblemen.

Welk middel ook wordt gebruikt, het blijkt dat mensen met psychiatrische stoornissen al bij een geringe dosis aanmerkelijke risico's lopen in de vorm van het optreden van neuropsychiatrische symptomen en suïcidaal gedrag. Over de achtergronden van comorbiditeit van verslaving en een of meer andere psychiatrische diagnoses, alsmede de behandeling daarvan, is nog veel onbekend.

Aanbevelingen voor screening en behandeling bij comorbiditeit

In de verslavingszorg en psychiatrie heeft het samengaan van verslavingsproblematiek en een psychische stoornis ongunstige gevolgen voor het behandelproces. In beide sectoren mist men de deskundigheid om de problematiek adequaat te kunnen diagnosticeren en vervolgens te behandelen. Voor GGZ Nederland zijn de instrumenten en richtlijnen beschreven voor de screening op en het diagnosticeren van dubbelediagnoseproblematiek. Deze richtlijnen zijn voorzien van handleidingen en aanbevelingen voor de praktijk. De belangrijkste aanbevelingen voor screening en assessment zijn de volgende:

- Gebruik voor het screenen op middelenmisbruik de CAGE en CAGE-AID in combinatie met een Index of Suspicion (checklist met gedragsindicatoren, klinische of sociale indicatoren die, samen met andere informatiebronnen, doen vermoeden dat er sprake is van middelenmisbruik).
- Neem bij een positieve uitslag van de screening op middelenmisbruik de alcohol- en drugssectie van de Addiction Severity Index (ASI) af, zo mogelijk aangevuld met de overige ASI-secties (NB Tegenwoordig is dat de MATE, die door de meeste instellingen voor verslavingszorg wordt gebruikt).
- Gebruik voor zowel screening als assessment van psychopathologie bij dubbelediagnosepatiënten de Mini Internationaal Neuropsychiatrisch Interview (MINI).

Algemene behandeladviezen zijn de volgende:

- Bied bij dubbele diagnose de verschillende interventies in sterke samenhang aan.
- Behandel bij schizofrenie, borderlinepersoonlijkheidsstoornis en posttraumatische stressstoornis de psychopathologie en het middelenmisbruik gelijktijdig. Sequentiële behandeling (eerst aanpakken van het middelenmisbruik) wordt aangeraden bij angst- en stemmingsstoornissen en antisociale persoonlijkheidsstoornis.
- Aandacht voor maatschappelijke problemen (zoals dakloosheid) mag nooit ontbreken.
- Over het algemeen is bij de aanpak van dubbelediagnoseproblematiek (intensieve) ambulante behandeling geïndiceerd.
- Motiverende gespreksvoering heeft altijd een plaats in het behandelaanbod.
- Abstinentie is een goed behandeldoel, zij het soms op de lange termijn. Voorkom dat de patiënt het contact met de hulpverlening verbreekt doordat er omtrent het middelenmisbruik te hoge eisen worden gesteld.
- Adequate (medicamenteuze) behandeling van bijkomende psychische stoornissen moet in de verslavingszorg prioriteit krijgen.

Zie ook over de stand van zaken met betrekking tot de epidemiologie, preventie en behandeling van comorbiditeit (of dubbel diagnose):

- Pettinati, H. M., et al. (2013). Current status of co-occurring mood and substance use disorders: a new therapeutic target. *American Journal of Psychiatry, 170*, 23–30.
- Dom, G., et al. (Eds., 2015). *Co-occurring addictive and psychiatric disorders. A practice-based handbook from a European perspective*. Berlin: Springer-Verlag.
- Carrà, G., et al. (2015). Comorbid addiction and major mental illness in Europe: A narrative review. *Substance Abuse, 36*, 75–81.

Het Landelijk Expertisecentrum Dubbele Diagnose (LEDD) is een samenwerkingsverband van het Trimbos-instituut en een aantal grote zorginstellingen. Het LEDD helpt bij kennisoverdracht en methodiekontwikkeling en kan worden benaderd voor praktische vragen. Vanuit dit centrum wordt de toepassing van de geïntegreerde behandeling van cliënten met een dubbele diagnose (IDDT) bevorderd.

Zie verder:
- ▶ www.ledd.nl.

Publicaties die door het LEDD zijn geïnitieerd:
- Mueser, K. T., et al. (2011). *Geïntegreerde behandeling van dubbele diagnose. Een richtlijn voor effectieve behandeling.* Utrecht: de Tijdstroom.
- Dom, G., et al. (Red.). (2013). *Handboek dubbele diagnose.* Utrecht: de Tijdstroom.

Specifiek gericht op de behandeling van comorbiditeit bij adolescenten:
- Hawkins, E. H. (2009). A tale of two systems: Co-occurring mental health and substance abuse disorders treatment for adolescents. *Annual Review of Psychology, 60,* 197–227.
- Godley, S. H., et al. (2014). The Adolescent Community Reinforcement Approach (A-CRA) as a model paradigm for the management of adolescents with substance use disorders and co-occurring psychiatric disorders. *Substance Abuse, 35,* 352–363.

Specifiek gericht op de behandeling van verslaving bij posttraumatische stress-stoornis:
- Flanagan, J. C., et al. (2016). Concurrent treatment of substance use and PTSD. *Current Psychiatry Reports, 18,* 70.

Specifiek gericht op de behandeling van verslaving bij psychosen:
- Mueser, K. T., & Gingerich, S. (2013). Treatment of co-occurring psychotic and substance use disorders. *Social Work in Public Health, 28,* 424–439.

Tot slot is het belangrijk te wijzen op de handleiding en het protocol voor de behandeling van mensen met verslaving en een depressieve stoornis. Dit product is specifiek voor de Nederlandse context ontwikkeld en getest. Het beschrijft uitgebreid de fasering van diagnostiek en behandeling, de complexiteit van de cognitief-gedragstherapeutische benadering van zowel middelenafhankelijkheid als depressie plus de medicamenteuze behandeling van deze vorm van comorbiditeit. In het protocol worden tien bijeenkomsten besproken.

Zie verder:
- Guiot, M. G. H., et al. (2009). *Diagnostiek en cognitief gedragstherapeutische behandeling van comorbide middelenafhankelijkheid en depressieve stoornissen. Handleiding en protocol voor de behandelaar.* Amersfoort: Resultaten Scoren/GGZ Nederland.

Zie ook:
- Riper, H., et al. (2014). Treatment of comorbid alcohol use disorders and depression with cognitive-behavioural therapy and motivational interviewing: A meta-analysis. *Addiction, 109,* 394–406.

4.5.10 Jongeren en jongvolwassenen

Lange tijd beperkte de verslavingszorg zich bij jongeren tot *universele preventie*. Toen bleek dat de effectiviteit daarvan matig was, kwam er meer aandacht voor selectieve en geïndiceerde preventie. Het belang daarvan nam toe toen bleek dat de problematiek van het middelenmisbruik bij jongeren de afgelopen periode fors was toegenomen. Verder werd duidelijk dat vroege opsporing en behandeling een belangrijke rol kunnen spelen in het voorkomen van een chronische verslaving. Er zijn nieuwe voorzieningen gekomen en de samenwerking met de jeugdzorg staat volop in de belangstelling.

Enkele jaren terug heeft een commissie in opdracht van Resultaten Scoren (zie ook kader hierna) zich gebogen over verslaving onder kwetsbare jongeren en vastgesteld dat het een ernstig probleem betreft.

De volgende groepen jongeren verdienen extra aandacht:
- jongeren met een lage sociaaleconomische status, levend in armoede of gemarginaliseerd;
- jongeren die omgaan met delinquente of deviante leeftijdsgenoten;
- zwerfjongeren;
- school-drop-outs, spijbelaars;
- vmbo-leerlingen;
- jongeren met psychische problemen (regulering van emoties en gedrag). In het bijzonder is meer aandacht nodig voor jongeren met ADHD die tevens een gedragsstoornis, een depressie of een angststoornis hebben;
- jongeren die al op jonge leeftijd zijn begonnen met middelengebruik;
- kinderen van verslaafde ouders of ouders met psychiatrische problemen.

Onder kwetsbare jongeren is een sterke clustering te zien van risicofactoren voor problematisch gebruik van middelen en verslavingsgedrag. Er is een samenhang met problemen op andere leefgebieden: psychiatrische problemen, delinquent gedrag en sociaaleconomische omstandigheden (dak- en thuisloosheid). En de stapeling van risico's verhoogt de kans op escalatie en chroniciteit. Daarom is het volgens deze adviescommissie gewenst om jongeren die het risico lopen op middelenmisbruik en verslaving al vroeg op te sporen. Een zeer jonge aanvangsleeftijd van het middelengebruik en al op jonge leeftijd regelmatig gebruiken, zijn signalen die niet mogen worden genegeerd.

Er zijn voldoende en gedifferentieerde voorzieningen die door samenwerking een grote kwaliteitsverbetering kunnen bereiken. Verder kan expertise van de verslavingszorg naar de jeugdhulpverleningsinstellingen worden verspreid en kan meer *outreachend* worden gewerkt. Ook is het belangrijk dat de groep tussen 12 tot 24 jaar wordt benoemd als de gezamenlijke doelgroep voor verslavingszorg, jeugdhulpverlening, jeugdgezondheidszorg en jeugd-ggz.

De belangrijkste doelen waarop partijen elkaar zouden kunnen vinden, zijn:
- Voorkom dat (kwetsbare) jongeren middelen gebruiken en vooral misbruiken, en leer hun en hun ouders effectief om te gaan met hun kwetsbaarheden en sterke kanten.
- Zorg voor een optimaal op elkaar afgestemd hulpaanbod waarbij vroegsignalering, vroeginterventie en behandeling op de juiste plaats en integraal worden uitgevoerd.

Risicofactoren en beschermende factoren in verband met het misbruik van middelen

Risicofactoren
- brede sociale context: armoede, ongunstige buurtkenmerken, lage sociaaleconomische status;
- institutionele omgeving: contact met instituties, slechte schoolprestaties, laag schoolniveau, spijbelen;
- directe leefomgeving: middelengebruik ouders, scheiding ouders/alleenstaande ouder/ conflicten in gezinsrelaties, mishandeling en verwaarlozing, weinig toezicht van ouders;
- leeftijdsgenoten: delinquente vrienden;
- persoonlijk niveau: genetische aanleg, afwijkingen in hersenstructuren, stressgevoeligheid;

- persoonlijkheidskenmerken: negatief denken, gevoelig voor angst, sensatiezoekend, nieuwsgierig naar nieuwe dingen en lage mate van schade vermijden, impulsiviteit;
- psychosociale kenmerken: lage eigenwaarde;
- psychische problemen: depressie, angst, ADHD, gedragsstoornis.

Beschermende factoren
- sociale context: goede sociale controle;
- institutionele omgeving: goede en toegankelijke instituties, veilige schoolomgeving, goede opleiding;
- directe leefomgeving: goede sociale bindingen, opvoedingscompetentie, affectieve gezinsrelaties;
- persoonlijk niveau: goede zelfcontrole.

NB Sommige risicofactoren zijn middelenspecifiek.
Uit:
- Snoek, et al. (2010), Kwetsbare groepen (zie hierna).

Recente publicaties over jongeren en jongvolwassenen
Op dit vlak zijn enkele belangrijke Nederlandse rapporten verschenen:
- Smit, E., et al. (2008). *Jongeren en verslaving – de effectiviteit van behandelinterventies voor jongeren. Een literatuurstudie en een inventarisatie van behandelaanbod in Nederland*. Amersfoort: Resultaten Scoren/GGZ Nederland.
- Ivens, Y. (2008). *Cannabisbehandeling bij jongeren en jongvolwassenen (CB-J). Richtlijn en protocol voor de behandelaar*. Amersfoort: Resultaten Scoren/GGZ Nederland.

NB Ten behoeve van de uitvoering van het protocol is ook een werkboek verschenen bij Resultaten Scoren/GGZ Nederland.
- Snoek, A., et al. (2010). *Richtlijn vroegsignalering middelenmisbruik of -afhankelijkheid bij jongeren*. Amersfoort: Resultaten Scoren.
- Snoek, A., et al. (2010). *Kwetsbare groepen jeugdigen en (problematisch) middelengebruik: Visie en interventiematrix*. Amersfoort: Resultaten Scoren.
- Adviescommissie Jongeren & Verslaving. (2011). *Van kwetsbaar naar weerbaar: verslaving bij kwetsbare jongeren voorkomen en begeleiden; bevorderen gezondheid en weerbaarheid, vergroten veiligheid, besparen kosten*. Amersfoort: Resultaten Scoren.

Zie ook ▶ par. 4.5.10 over behandelen volgens wetenschappelijke richtlijnen.

4.5.11 Behandelen volgens wetenschappelijke richtlijnen

Meer en meer vindt behandeling in de verslavingszorg plaats onder geleide van *richtlijnen*, waarin staat vermeld *wat* moet worden gedaan (of nagelaten) om wetenschappelijk onderbouwde zorg te verlenen. Naast richtlijnen onderscheidt men *protocollen*, waarin staat vermeld *hoe* men de zorg moet verlenen. Eerder in dit hoofdstuk zijn verschillende protocollen besproken die zijn opgesteld in het kader van het project Resultaten Scoren.

In Nederland zijn multidisciplinair samengestelde groepen actief om richtlijnen op te stellen voor de behandeling van alcohol- en drugsverslaving. Deze richtlijnen bevatten aanbevelingen die zijn gestoeld op wetenschappelijk onderzoek dat wordt beoordeeld volgens de principes van de evidence-based medicine. Een belangrijke plaats wordt daarin ingenomen door het *randomised controlled trial* (RCT), een wetenschappelijk experiment waarmee kan worden bepaald of een bepaalde interventie oorzakelijk ten grondslag ligt aan een (positief) behandelresultaat. Voor de beoordeling van complexe reeksen handelingen, zoals zorgprogramma's, zijn ook andere methodieken beschikbaar, zoals programma-evaluatie. Omdat vaak onvoldoende wetenschappelijk onderzoek is verricht, of het beschikbare onderzoek niet voldoet aan de eisen die daaraan mogen worden gesteld, maar er wel behoefte is aan aanbevelingen, worden tegenwoordig ook *best practice*-aanbevelingen gedaan. De sterkte van de aanbevelingen wordt hier ontleend aan de uitkomsten van niet- of quasi-experimenteel onderzoek, aangevuld met gezaghebbende uitspraken door commissies van deskundigen.

> **Wetenschappelijke, multidisciplinaire richtlijnen voor behandeling**
> Uit onderzoek naar hulp bij probleemgebruik van alcohol, drugs en tabak blijkt dat verslaafde cliënten over het algemeen baat hebben bij behandeling, maar dat geldt niet voor elke verslaafde en niet onder alle omstandigheden. De Nederlandse verslavingszorg heeft de intentie om haar werk te baseren op wetenschappelijke inzichten in effectieve behandelingen. Toch gebeurt dat in de praktijk niet altijd. Veelbelovende behandelingen, vooral als ze niet in Nederland zijn ontwikkeld, kunnen nu eenmaal niet direct worden toegepast.
> Zie over de achtergronden van evidencebased werken in de verslavingszorg:
> - Glasner-Edwards, S., & Rawson, R. (2010). Evidence-based practices in addiction treatment: Review and recommendations for public policy. *Health Policy, 97,* 93–104.
>
> In Nederland samengestelde overzichten van evidencebased behandelingen zijn:
> - Rigter, H., et al. (2004). *Hulp bij probleemgebruik van drugs. Stand van wetenschap voor behandelingen en andere interventies, 2004. Achtergrondstudie Nationale Drug Monitor.* Utrecht: Bureau NDM.
> - Gageldonk, A. van, et al. (2006). *Hulp bij probleemgebruik van drugs. Actualisering van de NDM achtergrondstudie uit 2004.* Utrecht: Trimbos-instituut.
>
> Een goed overzicht van de voor de verslavingszorg geldende richtlijnen met betrekking tot het gebruik van middelen is te vinden op de website van het Nederlands Jeugdinstituut. Hier staan ook de richtlijnen vermeld die specifiek gericht zijn op adolescenten. Zie:
> - ▶ www.nji.nl/Middelenmisbruik-en-verslaving-Praktijk-Richtlijnen.
>
> Zie verder:
> - ▶ www.ggzrichtlijnen.nl.
>
> Van belang zijn ook de door de *British Association for Psychopharmacology* opgestelde richtlijnen voor de behandeling van misbruik van middelen en verslaving. In deze richtlijnen worden aanbevelingen gedaan voor de behandeling van misbruik van en verslaving aan alcohol, benzodiazepines, nicotine, opiaten en stimulerende drugs (cocaïne, amfetamine). De richtlijnen gaan ook in op de behandeling van deze problemen bij zwangerschap en comorbiditeit (depressie, angst, schizofrenie en schizoaffectieve stoornis). Alhoewel het accent op de farmacologische behandeling ligt, is er ook aandacht voor psychosociale interventies.
> Zie verder:
> - Lingford-Hughes, A. R., et al. (2012). BAP updated guidelines: Evidence-based guidelines for the pharmacological management of substance abuse, harmful use, addiction and comorbidity: recommendations from BAP. *Journal of Psychopharmacology, 26,* 899–952.

Helaas is de aandacht voor comorbide aandoeningen in richtlijnen vaak nog beperkt, zie bijvoorbeeld:
- Perron, B. E., et al. (2010). Treatment guidelines for substance use disorders and serious mental illnesses: Do they address co-occurring disorders? *Substance Use & Misuse, 45*, 1262–1278.

Richtlijnen middelengebruik voor jeugdigen
Jeugdhulp en jeugdbescherming
Door het Nederlands Jeugdinstituut (NJI) is in samenwerking met een groot aantal deskundigen een richtlijn opgesteld voor de zorgverlening aan jeugdigen in de jeugdhulp en jeugdbescherming. De richtlijn biedt professionals handvatten waarmee zij de ernst van het probleem kunnen vaststellen en doet aanbevelingen voor de beste aanpak. Een uitgangspunt bij de ontwikkeling van deze richtlijn was dat middelengebruik op jonge leeftijd behalve tot verslaving kan leiden tot psychische en lichamelijke klachten en deze klachten kan versterken. Een professional kan het middelengebruik bespreekbaar maken door motiverende gespreksvoering. Hierdoor kunnen jongeren leren inzien dat zij een probleem hebben en mogelijk raken ze gemotiveerd om dat aan te pakken.
Zie Nederlands Jeugdinstituut:
- ▶ richtlijnenjeugdhulp.nl/middelengebruik.

ADHD
Door Resultaten Scoren zijn diverse publicaties verzorgd over het gebruik van middelen bij adolescenten met ADHD. In de eerste plaats is er een richtlijn ADHD en middelengebruik bij adolescenten opgesteld. Deze richtlijn is bedoeld voor screening, diagnostiek en behandeling in de psychische zorgverlening aan jeugdigen en de jeugdverslavingszorg. In de tweede plaats is er een handleiding ADHD en middelengebruik bij adolescenten geschreven plus een werkboek. Deze producten zijn verkrijgbaar bij Perspectief Uitgevers (▶ www.zorg-perspectief.nl) en/of Resultaten Scoren (▶ www.resultatenscoren.nl).

Zorgstandaarden
Inmiddels is het inzicht gegroeid dat goede zorg meer omvat dan handelen volgens evidencebased richtlijnen en protocollen. Zij vergt aandacht voor alle relevante aspecten van het leven van de persoon en zijn of haar naasten, en veronderstelt goede samenwerking tussen specialisten (zoals in de verslavingszorg) en generalisten (zoals de huisarts in de eerste lijn). Maar niet onbelangrijk is ook dat de cliënt en zijn of haar naasten het gevoel hebben dat ze invloed hebben op het zorgproces en/of gehoord worden. En goede zorg is een complex van activiteiten zoals vroegsignalering, preventie, diagnostiek, behandeling of therapie, ondersteuning bij werk, inkomen en huisvesting en nog zoveel meer.
Om al deze activiteiten, belangen en strategieën in een samenhangend kader te brengen en te beschrijven, zijn recent zorgstandaarden ontwikkeld of in ontwikkeling genomen. Enkele van die standaarden zijn specifiek gericht op bijvoorbeeld een thema als problematisch alcoholgebruik. Andere zijn generiek, dat wil zeggen dat ze ook betrekking hebben op de zorg voor mensen met een andere aandoening. Zo is er een standaard voor

e-health of herstelondersteunende zorg in ontwikkeling die niet alleen voor mensen met een verslaving betekenis heeft, maar ook voor degenen die kampen met psychosen of een angststoornis. Aan de ontwikkeling van de zorgstandaarden werken onderzoekers samen met professionals en ervaringsdeskundigen (als cliënt of als naaste).

Een actueel overzicht van de ontwikkeling van de zorgstandaarden (welke het betreft, in welke fase het project zich bevindt, wie er bij betrokken zijn) is te vinden op:
- ▶ www.kwaliteitsontwikkelingggz.nl/standaarden.

Implementatie

Een heikel punt is altijd dat, hoe goed richtlijnen en nu zorgstandaarden ook ontwikkeld zijn, het succes ervan staat of valt met de mate waarin en de wijze waarop deze bekend worden gemaakt en de mate waarin betrokkenen tijd vinden om er kennis van te nemen en bereid zijn hun handelen erop af te stemmen. Resultaten Scoren en andere instituten hebben een veelheid aan producten (zoals richtlijnen, protocollen, kennisrapporten) gepubliceerd waarin wetenschappelijke kennis is opgenomen. Enerzijds komt men het geheel overziend telkens tot de conclusie dat er hiaten zijn en dat innovatie geboden is. Anderzijds kunnen richtlijnen en zorgstandaarden zich niet uit zichzelf implementeren. Er is aandacht nodig voor her- en bijscholing en training van professionals opdat zij zich blijkens hun attitude, gedrag en principes in de behandeling, zorg en preventie gedragen als *effectieve professionals*.

Resultaten Scoren heeft in haar bestaan veel tijd en aandacht geschonken aan implementatie en deze geëvalueerd. Dit zal ook het geval zijn voor het in oprichting zijnde *Nederlands Centrum Verslavingskunde*, dat naar verwachting in 2017 wordt opgericht.

4.5.12 Ouderen

Net zoals de focus op jongeren in de verslavingszorg lange tijd onderbelicht is geweest, geldt dat ook voor ouderen.

> **Focus op ouderen**
> In een recent adviesrapport is een overzicht gepresenteerd van de wetenschappelijke kennis over de doelgroep ouderen in de verslavingszorg. Het werd snel duidelijk dat er nog veel onbekend is en/of in ontwikkeling. Het aantal specifiek op ouderen gerichte studies is beperkt, en het gros van de beschikbare interventies is niet specifiek toegesneden op deze doelgroep en vervolgens getest op effectiviteit.
> Uitgaande van de gebrekkige kennisbasis hebben de rapporteurs toch enkele aanbevelingen gedaan die betrekking hebben op afbakening, definities (zo wordt als ondergrens de leeftijd van 55 jaar voorgesteld) en ethische kwesties, en zijn voorstellen gedaan om de verslavingszorg op dit terrein te moderniseren. Aspecten daarvan zijn: richtlijnen, detoxificatie, preventie, behandeling en onderzoek.
> Zie:
> - Bovens, R. H. L. M., et al. (2013). *Ouderen en verslaving. Adviesrapport in opdracht van Stichting Resultaten Scoren*. Amersfoort: Resultaten Scoren.

4.5.13 Patiëntenperspectief in beweging

De sociaal-medische sector, waaronder de psychiatrie en de verslavingszorg, heeft een traditie waarin de beslissingen over de te volgen behandelstrategie eenzijdig worden genomen door de arts of de behandelaar. Wereldwijd zijn belangengroepen van patiënten (cliënten) of familieleden hiertegen te hoop gelopen. Van de zijde van de professies hebben vooral de verpleegkundigen het thema hoog op hun agenda gezet. Inmiddels zijn veel initiatieven genomen om hierin verandering te brengen. Centraal stond het leveren van verantwoorde zorg door de zorgaanbieder. Deze moet volgens de Kwaliteitswet niet alleen doeltreffend en doelgericht zijn, maar ook cliëntgericht: redelijkerwijs tegemoetkomend aan wezen en verwachtingen van cliënten. Dit sluit aan bij het gegeven dat in de Wet op de geneeskundige behandelingsovereenkomst (WGBO) niet alleen is opgenomen dat er door de behandelaar vooraf een behandelplan moet worden opgesteld, maar ook dat het verplicht is de patiënt daarover voorlichting te geven en dat diens instemming met het behandelplan vereist is. Ook op andere gebieden zijn de rechten van patiënten verbeterd. Zo zijn bij alle grote instellingen cliëntenraden opgericht.

Uiteraard maakt het verschil of een patiënt formele rechten heeft en de behandelaar verplichtingen en het daar verder bij blijft óf dat – in het bijzonder op initiatief van de behandelaar – de deelname van de patiënt aan de besluitvorming werkelijk serieus wordt genomen. Kan men erop vertrouwen dat patiënten goede beslissingen nemen over hun behandeling en geeft de behandelaar hem of haar dat vertrouwen 'uit zichzelf'? In het paternalistische model was alleen de arts actief en kon de patiënt slechts instemmen. In het model van gedeelde besluitvorming (*shared decision making*) zijn beiden actief. De behandelaar geeft informatie, legt de diverse behandelmogelijkheden voor, beveelt eventueel een optie aan, maar beslist samen met de patiënt over de therapie. En vanzelfsprekend is in dit tweede model de patiënt óók actief. Hij of zij vormt zich een oordeel over de verkregen informatie, bespreekt de persoonlijke voorkeuren met de behandelaar en neemt samen met de behandelaar de definitieve beslissing.

Gedeelde besluitvorming is vooral belangrijk bij de behandeling van chronische aandoeningen, waaronder verslaving. In zo'n situatie heeft de patiënt vaak een langdurige relatie met de behandelaar, en in de meeste gevallen zijn er meerdere (gelijkwaardige) behandelopties. Alhoewel er nog weinig onderzoek is gedaan naar de effectiviteit van gedeelde besluitvorming, is er bewijs dat dit model met succes kan worden geïmplementeerd in de psychiatrie: het lukt om patiënten beter te betrekken bij therapeutische beslissingen, en het is inderdaad mogelijk om deze groepen patiënten beter gebruik te laten maken van hun basale rechten als patiënt. Onderzoek wijst ook uit dat patiëntenparticipatie leidt tot een betere kwaliteit van zorg, meer therapietrouw, een betere gezondheid en een grotere tevredenheid van de patiënt.

Een concrete invulling aan het patiëntenperspectief wordt in de Nederlandse verslavingszorg gegeven door het kennisnetwerk Het Zwarte Gat. De cliëntenbeweging (in de verslavingszorg is het gebruik van de term patiënt of cliënt wisselend) in de Nederlandse verslavingszorg heeft maatschappelijk herstel benoemd als het leidende thema voor de zorg. Hierbij staan twee doelen centraal: het conceptualiseren van ervaringsdeskundigheid en het ontwikkelen van herstelondersteunende systemen. Dit is verder uitgewerkt in het zogenoemde Handvest van Maastricht (▶ hetzwartegat.nu). In dit manifest is ook afgesproken dat er in de verslavingszorg enkele proeftuinen zouden draaien. Uit de evaluatie daarvan bleek dat er wat betreft herstel en de inzet van ervaringsdeskundigheid nog een wereld te winnen valt. De verslavingszorgorganisaties zijn nog zoekende naar een invulling van de concepten herstel en herstelondersteunende zorg die recht doet aan cliënt en professional.

> **Zie verder**
> - Barendregt, C., et al. (2013). *Liggen we op koers? Herstelondersteunende verslavingszorg en inzet van ervaringskennis in vier praktijkvoorbeelden.* Rotterdam: IVO.

> **Zie ook**
> - Hopman. N. (2015). *Herstelondersteuning in verslavingszorg. Verslag van een reis langs publieke instellingen; inventarisatie van ideeën voor een vervolg. Het Handvest van Maastricht: wat kwam er terecht van herstelondersteuning, inzet van ervaringsdeskundigheid en de inrichting van proeftuinen?* Kennisnetwerk Het Zwarte Gat & Netwerk bestuurders verslavingszorg. Bestellen: nico@nicohopman.nl.

Sinds de jaren tachtig van de vorige eeuw is de wettelijke positie van patiënten of cliënten stap voor stap versterkt. Zij hebben meer zeggenschap over hun behandeling, het systeem en de beoogde effecten van de geboden zorg.

Het afgelopen decennium is de invloed van patiënten niet alleen merkbaar op het vlak van belangenbehartiging, tegenwoordig richten de inspanningen zich ook op het verwerven, opbouwen, delen en toepassen, opleiden en verspreiden van ervaringskennis. Ervaringskennis wordt in de verslavingszorg inmiddels steeds meer erkend als een volwaardige kennisbron naast de professionele en academische kennis.

> **Handvest van Maastricht**
> Uit dit stuk, dat is onderschreven door de instellingen in de verslavingszorg, lichten we de volgende passages:
> *Herstel is een individueel proces, dat mensen met verslavingsproblemen aangaan, om weer meer controle te krijgen over het bereiken van realistische concrete doelen en zingeving in hun eigen leven. De behandeling is een onderdeel van het herstelproces bij cliënten die dit niet op eigen kracht kunnen realiseren.*
> *Bij maatschappelijk herstel is tevens inzet nodig van andere instellingen op alle in aanmerking komende leefgebieden, zoals wonen, werk en welzijn. De verslavingszorg biedt niet alle zorg, begeleiding of ondersteuning zelf. De besturen van de verslavingszorginstellingen nemen in samenspraak met hun eigen cliëntenraden het initiatief om de noodzakelijke inzet van genoemde instellingen in de gemeente te regelen.*
> Eisen die aan een ervaringsdeskundige worden gesteld:
> - niet alleen putten uit eigen ervaringen;
> - zich ook baseren op de ervaringen van anderen;
> - bouwen aan ervaringskennis door de juiste vragen te stellen;
> - cliëntervaringen verzamelen en er de antwoorden uit destilleren;
> - in staat zijn over de grenzen van de eigen ervaring heen te kijken;
> - eigen referentiekader niet opleggen aan anderen, maar zich bewust zijn van andermans eigenheid;
> - in staat zijn eigen beleving en betekenisgeving naar de achtergrond te schuiven en die van anderen naar de voorgrond te halen.

> **Literatuur en informatie over het patiëntenperspectief**
>
> Over patiëntenparticipatie in de zorg, waaronder samen besluiten nemen en de regie nemen:
> - Scholz, B., et al. (2017). Consumers in mental health service leadership: A systematic review. *International Journal of Mental Health Nursing, 26,* 20–31.
> - Scholz, B., et al. (2016). How do consumer leaders co-create value in mental health organisations? *Australian Health Review.* Epub ahead of print.
> - Ostrow, L., & Hayes, S. L. (2015). Leadership and characteristics of nonprofit mental health peer-run organizations nationwide. *Psychiatric Services, 66,* 421–425.
>
> Over de negatieve rol van stigmatisering en geïnternaliseerde stigma's:
> - Whitley, R., & Campbell, R. D. (2014). Stigma, agency and recovery amongst people with severe mental illness. *Social Science and Medicine, 107,* 1–8.
> - Committee on the Science of Changing Behavioral Health Social Norms, Board on Behavioral, Cognitive, and Sensory Sciences, Division of Behavioral and Social Sciences and Education, National Academies of Sciences, Engineering, and Medicine. (2016). *Ending discrimination against people with mental and substance use disorders: The evidence for stigma change.* Washington (DC): National Academies Press (US).
>
> Herstelprocessen treden ook zonder professionele hulp op. Overzichten zijn:
> - Klingemann, H., et al. (2010). Continuities and changes in self-change research. *Addiction, 105,* 1510–1518.
> - Coyne, N., & Correnti, D. (2014). Effectiveness of motivational interviewing to improve chronic condition self-management: What does the research show us? *Home Healthcare Nurse, 32,* 56–63.
> - Melemis, S. M. (2015). Relapse prevention and the five rules of recovery. *Yale Journal of Biology and Medicine, 88,* 325–332.
>
> Zie over het concept herstel in de psychische gezondheidszorg en verslavingszorg:
> - Davidson, L., & White, W. (2007). The concept of recovery as an organizing principle for integrating mental health and addiction services. *The Journal of Behavioral Health Services* and Research, 34, 109–120.
> - El-Guebaly, N. (2012). The meanings of recovery from addiction: Evolution and promises. *Journal of Addiction Medicine, 6,* 1–9.
> - McCauley, C. O., et al. (2015). Concept analysis of recovery in mental illness in young adulthood. *Journal of Psychiatric and Mental Health Nursing, 22,* 579–589.
> - Portaal voor Nederlandstalige informatie over rehabilitatie en herstel; mogelijkheid tot het stellen van gerichte vragen: 'Het Zwarte Gat': ▶ hetzwartegat.nu.

4.5.14 Herstel en ervaringsdeskundigheid

Enkele jaren terug presenteerde het netwerk van instellingen voor verslavingszorg een visie op verslaving en herstel. Deze visie is leidend voor de ontwikkelingen waar de sector nu mee te maken heeft. In het document wordt gesteld dat verslaving een ernstige aandoening is die bij veel mensen neigt naar een chronisch beloop. Dit vraagt om een realistische benadering gezien de ernst van de aandoening. Maar optimisme en hoop op verandering bieden houvast voor herstel. En in de praktijk zijn velen in staat goeddeels zonder professionele hulp hun gedrag en daarmee hun verslaving te veranderen. Bijna alle verslaafde rokers die zijn gestopt, hebben dat op eigen kracht gedaan, en meer dan de helft van het aantal verslaafde drinkers stopt door eigen toedoen.

Een zwart-witbenadering van verslaving werkt daarom volgens de instellingen in de verslavingszorg averechts. In de eerste plaats is het beloop geleidelijk en kunnen overgangen worden onderscheiden – van normaal gebruik, via allerlei tussenstappen, naar ernstig en schadelijk gebruik. Verslaving is daarop een uiteindelijke reactie. Door beter de diverse tussenstadia in kaart te brengen en na te gaan welke mogelijkheden er zijn om vroegtijdig te handelen worden kansen gecreëerd om een ernstig beloop te voorkomen.

In de tweede plaats is er, aldus de instellingen, – hoe ernstig de situatie ook is – altijd kans op herstel. Deze kans neemt toe als mensen in de omgeving van de betrokkene – familie, vrienden, hulpverleners – het contact met de persoon leggen en/of in stand houden. Bij voorkeur gebeurt dit vanuit een niet-veroordelende en niet-stigmatiserende houding. Gewenst is een houding die blijk geeft van empathie en compassie. Ook is de uitstraling van hoop op verandering essentieel. Maar, hoe tegenstrijdig dat ook kan lijken, iedereen moet zich realiseren dat bij ernstig verslavingsgedrag uiteindelijk alleen de persoon zelf een duurzame verandering kan bewerkstelligen. Dit betekent niet dat anderen er niet toe doen of dat mensen niet geholpen kunnen worden bij hun beslissing tot verandering. Integendeel: externe steun en hulp bij de ontwikkeling van motivatie tot verandering is belangrijk, vaak zelfs bij momenten onmisbaar. Een extrinsieke motivatie en/of extern ingrijpen kan in die situatie levens redden.

Cruciaal is wel, aldus de instellingen, dat dit gebeurt vanuit een onvoorwaardelijk respect voor de autonomie van het individu en vanuit het fundamentele inzicht dat zelfbepaling en vrije wil inherent zijn aan het menselijk bestaan.

Met deze visie kondigden de instellingen een omslag aan in het denken over verslaving en herstel.

In het visiedocument werden vier vormen of aspecten van herstel onderscheiden (zie kader).

Vier vormen of aspecten van herstel

1. *Klinisch herstel*: Lukt het om de betrokkene te vrijwaren van symptomen van ziekten of de progressie daarvan te stoppen? Dit is de vraag naar klinisch herstel, met genezing als de meest ideale variant daarvan. Het is de taakstelling van degene die een behandeltaak heeft.
2. *Functioneel herstel*: Lukt het om het door de aandoening opgelopen functieverlies te verhelpen of tenminste te compenseren? Dit is de vraag naar het functioneel herstel. Het gaat hier om het lichamelijke, psychische en sociale functioneren opdat de betrokkene weer de voor hem of haar relevante rollen kan spelen. In de geneeskunde komt dit overeen met revalidatie. Programma's voor rehabilitatie in de verslavingszorg omvatten over het algemeen elementen van functioneel en maatschappelijk herstel.
3. *Maatschappelijk herstel*: Lukt het om de door de aandoening niet verkregen en/of verloren maatschappelijke positie alsnog te bereiken of weer terug te krijgen? Dit is de vraag naar maatschappelijk herstel. Voor een belangrijk deel is deze vorm van herstel afhankelijk van de inzet van personen en organisaties buiten de zorg in engere zin. Het vereist een zorgvuldig re-integratietraject en plekken (wonen, arbeid, dagbesteding) waar dit mogelijk is. Het veronderstelt ook de-stigmatisering en dat de betrokkenen bij voorkeur met open armen worden ontvangen.

4. *Persoonlijk herstel*: Lukt het om de persoonlijke voorwaarden te optimaliseren opdat de betrokkene in staat is zijn of haar herstel zelf ter hand te nemen? Dit is de vraag naar het persoonlijk herstel. Het betreft een voor elk individu specifiek proces, en het veronderstelt een geschikte sociale en culturele context, maar het is het minst door 'interventies' te beïnvloeden. Persoonlijk herstel heeft betrekking op de voor de betrokkene essentiële waarden en doelen. Het gaat om zelfvertrouwen en hoop op verandering. Het houdt verband met de ontwikkeling van de motivatie tot verandering van het gedrag. En het hangt samen met de vraag of en hoe de meer of minder verplichte identiteiten en rollen die voor de betrokkene in het geding zijn (zoals de rol van 'patiënt' of de identiteit (het etiket) van 'verslaafde' of 'autist') stroken of botsen met 'het ware zelf'. Zelfwaardering, positieve emoties en intrinsieke motivatie zijn bij persoonlijk herstel drijvende krachten. Ook een toenemend inzicht in en relativering van de betekenis van de ziekte of stoornis versterkt het persoonlijk vermogen om persoon en ziekte als aparte dingen te kunnen zien.

De instellingen voor verslavingszorg zijn van mening dat al deze vier vormen van herstel belangrijk zijn en met elkaar samenhangen. Hoe precies is niet bekend, maar zal per persoon verschillend zijn. Aandacht voor deze vier vormen van herstel is een voorwaarde voor de op verbetering van de kwaliteit van leven gerichte zorg. Benadrukt wordt dat herstel uiteindelijk voortkomt uit persoonlijk initiatief en dat persoonlijk herstel mogelijk (hypothese) kan worden opgevat als de motor van de diverse andere vormen van herstel.

Zie verder
- GGZ-Nederland. (2013). *Een visie op verslaving en verslavingszorg: Focus op preventie en herstel.* Amersfoort: GGZ-Nederland.

Literatuur over herstel
- Pincus, H. A., et al. (2016). A review of mental health recovery programs in selected industrialized countries. *International Journal of Mental Health Systems, 10,* 73.
- Slade, M. (2009). *Personal recovery and mental illness. A guide for mental health professionals.* Cambridge, New York: Cambridge University Press.
- Stel, J. van der. (2012). *Focus op persoonlijk herstel.* Den Haag: Boom|Lemma.
- Stel, J. van der, & Gool, R. (2013). *Resultaten scoren rond herstel. Quick Scan.* Amersfoort: Resultaten Scoren.
- Stel, J. van der. (2013). *Zelfregulatie, ontwikkeling en herstel. Verbetering en herstel van cognitie, emotie, motivatie en regulatie van gedrag.* Amsterdam: SWP.

Een andere ontwikkeling waarmee in de verslavingszorg steeds meer ervaring wordt opgedaan betreft het werken met ervaringsdeskundigen in de rol van ervaringswerker. Ervaringswerkers gedragen zich niet als alternatieve hulpverleners, maar geven als lotgenoten steun aan het herstelproces van cliënten. Doordat zij zelf ook jarenlang geworsteld hebben met verslavingsproblematiek en alles wat daarbij komt kijken (verlies van naasten, verlies van werk en inkomen, uitstoting), kunnen zij beter dan wie ook aanvoelen wat een 'persoon in herstel' meemaakt of heeft meegemaakt. Ervaringswerkers stellen evenwel niet zichzelf als voorbeeld voor succes. Daarom is het ook belangrijk dat zij een opleiding volgen om op een 'professionele' wijze als ervaringswerker te kunnen opereren. Op enkele instellingen voor het middelbaar en hoger beroepsonderwijs zijn inmiddels opleidingen voor ervaringswerkers operationeel. Ervaringswerkers maken deel uit van teams en zijn uiteraard ook nauw betrokken bij beraadslagingen over het beleid van de instelling waar zij werken. Ook landelijk brengen ervaringswerkers hun deskundigheid in.

> **Zie verder**
> - Weerman, A., et al. (2012). *Deskundig door de verslaving. Praktijken en dilemma's bij de inzet van ervaringsdeskundigheid*. Amsterdam: SWP.
> - Stel, J. van der. (2017). *Inleiding in de psychische gezondheidszorg*. Amsterdam: Boom.

4.5.15 Monitoring

In de ggz, waaronder de verslavingszorg, wordt sterk ingezet op Routine Outcome Monitoring (ROM). Het is nodig om tegenover financiers te verantwoorden wat het geld daadwerkelijk oplevert (meer dan een hogere productie). Monitoring vormt de basis voor evaluatieonderzoek en benchmarking. Maar het kan, als het wordt toegepast als onderdeel van een behandeling, ook een direct effect hebben: het verhoogt de effectiviteit daarvan. Zo bezien is het monitoren een werkzame factor die cliënten niet mag worden onthouden. Het kan het therapeutisch proces bevorderen. Het verschaft de therapeut – op tijd – informatie over het verloop van de therapie en signaleert eventueel dat cliënten tegen de verwachtingen in niet reageren op de therapie. Het monitoren van de uitkomsten van een behandeling kunnen we zien als een bewezen effectief onderdeel ervan.

Voor het routinematig vaststellen van de resultaten van de zorg zijn diverse doelgroepspecifieke meetinstrumenten geselecteerd; ROM maakt het ook mogelijk nieuwe instrumenten hieraan toe te voegen als een instelling of afdeling daar om vraagt.

Naast ROM bestaat nog de systematiek van de prestatie-indicatoren. Deze zijn in nauw overleg met de Inspectie voor de Gezondheidszorg opgesteld. De indicatoren registeren het volgende: resultaten van de zorg, veiligheid en cliëntgerichtheid.

> **Literatuur over monitoring**
> - Metz, M. J., et al. (2015). Shared decision making in mental health care using routine outcome monitoring as a source of information: A cluster randomised controlled trial. *BMC Psychiatry, 15,* 313.
> - Miller, S. D., et al. (2015). Beyond measures and monitoring: Realizing the potential of feedback-informed treatment. *Psychotherapy (Chic), 52,* 449–457.
> - Wampold, B. E. (2015). Routine outcome monitoring: Coming of age – with the usual developmental challenges. *Psychotherapy (Chic), 52,* 458–462.
> - Buwalda, V. J. A., et al. (Red.). (2011). *Praktijkboek ROM in de ggz. Een leidraad voor gebruik en implementatie van meetinstrumenten.* Utrecht: de Tijdstroom.
> - Buwalda, V. J. A., et al. (Red.). (2013). *Praktijkboek ROM in de ggz II. Implementatie en gebruik bij verschillende doelgroepen.* Utrecht: de Tijdstroom.

Aanvullende informatie

5.1 Inleiding – 100

5.2 Algemeen – 100
5.2.1 Nederlandstalig – 100
5.2.2 Engelstalig – 100

5.3 Organisaties – 100
5.3.1 Zelfhulp – 101
5.3.2 Zorginstellingen, beroepen en belangen – 101
5.3.3 Internationaal – 101

5.4 Zorgstandaarden en richtlijnen – 101

5.5 Handboeken – 101
5.5.1 Nederlandstalig – 101
5.5.2 Engelstalig – 102

5.6 Tijdschriften – 102
5.6.1 Nederlandstalig – 102
5.6.2 Engelstalig – 102

© Bohn Stafleu van Loghum, onderdeel van Springer Media B.V. 2017
J. van der Stel, *Wat elke professional over verslaving moet weten*, DOI 10.1007/978-90-368-1808-7_5

5.1 Inleiding

In dit hoofdstuk staat, ter aanvulling op de diverse literatuuroverzichten elders in deze uitgave, een selectie van aanvullende informatie, die in druk of via internet beschikbaar is.

5.2 Algemeen

Een bezoek aan het internet heeft tegenwoordig dat aan een bibliotheek verdrongen. Met de reguliere zoekfuncties zijn ervaren gebruikers goed in staat er zelf hun weg te vinden. We volstaan daarom met het noemen van een beperkt aantal webadressen.

5.2.1 Nederlandstalig

De beste ingang tot algemene informatie en informatie voor professionals over middelen, verslaving en verslavingszorg is ▶www.trimbos.nl. De website wordt goed onderhouden en veel goed gedocumenteerde brochures en rapporten zijn hier integraal te downloaden.
Aanvullende informatie over:

- alcohol en drankmisbruik op ▶www.alcoholinfo.nl/publiek; ▶www.stap.nl.
- verslavingszorg op ▶www.resultatenscoren.nl.
- (lokaal) drugsbeleid en criminaliteitspreventie op ▶www.hetccv.nl.
- kansspelen en gokken op ▶www.toezichtkansspelen.nl.
- rookbeleid en stoppen op ▶www.rokeninfo.nl/publiek.
- diverse onderwerpen over middelen en verslaving op ▶www.jellinek.nl/informatie-over-alcohol-drugs.
- alles over gezondheid en ziekte, preventie en zorg op ▶www.rivm.nl/Onderwerpen.

5.2.2 Engelstalig

Engelstalige ingangen tot informatie over verslaving en aanverwante onderwerpen zijn te vinden op de websites van de internationale gezondheidsorganisatie WHO: ▶www.who.int/substance_abuse; het Amerikaanse instituut voor drugs (▶www.drugabuse.gov) en voor alcohol (▶www.niaaa.nih.gov); de openbare gezondheidsdiensten in de VS: ▶www.cdc.gov/pwud. De volgende sites zijn ook toegerust met uitgebreide zoekfuncties: ▶www.addictionsearch.com; ▶www.drugwise.org.uk; ▶www.findings.org.uk.

5.3 Organisaties

Met de volgende webadressen is het eenvoudig alle relevante adressen van de bij het onderwerp 'gebruik van middelen en verslaving' betrokken organisaties op te zoeken.

5.3.1 Zelfhulp

Informatie over zelfhulpgroepen (voor verslaafde personen familieleden en naasten) en verslavingen: ▶www.zelfhulpverslaving.nl.

5.3.2 Zorginstellingen, beroepen en belangen

Informatie over instellingen voor verslavingszorg en psychische gezondheidszorg is ook te vinden op ▶www.kiesbeter.nl, ▶www.zorgkaartnederland.nl/ggz of ▶www.ggznederland.nl (hier zijn ook alle publicaties van Resultaten Scoren beschikbaar).

Adressen van beroeps- en belangenorganisaties, brancheorganisaties, fondsen, informatiecentra en databanken, kenniscentra, klachtadressen, onderzoeksinstellingen, opleidingen en overheidsinstellingen zijn te vinden op de sites ▶www.Alcoholinfo.nl, ▶www.Drugsinfo.nl en ▶www.Rokeninfo.nl van het Trimbos-instituut (▶www.trimbos.nl). Zie ook: ▶www.psychiatrienet.nl.

Informatie over beroepen op mbo- en hbo-niveau: ▶www.youchooz.nl. Specifiek voor verpleegkundigen: ▶www.venvn.nl. Voor sociaal werkers: ▶www.nvmw.nl (>professionals). Zie ook: ▶sociaalwerknederland.nl.

5.3.3 Internationaal

Een overzicht van de belangrijkste internationale organisaties waar Nederland mee te maken heeft, is te vinden op de site van het Europees Waarnemingscentrum voor drugs en drugsverslaving (EMCDDA): ▶www.emcdda.europa.eu.

5.4 Zorgstandaarden en richtlijnen

Informatie over de ontwikkeling en de afgeleverde zorgstandaarden is te vinden op: ▶www.kwaliteitsontwikkelingggz.nl/projecten.

Informatie over de richtlijnen (plus integrale download) die in de psychische zorg worden gebruikt, is beschikbaar op: ▶www.ggzrichtlijnen.nl.

5.5 Handboeken

5.5.1 Nederlandstalig

- Loth, C. A., et al. (2013). *Verslaving*. Maarssen: Springer Media.
- Loth, C. A. (Red.) (2016). *Verslaving en de verpleegkundige praktijk*. Maarssen: BSL.
- Franken, I. H. A. & Brink, W. van den. (Red.) (2009). *Handboek verslaving*. Utrecht: de Tijdstroom. NB Een tweede editie is in voorbereiding.
- Rutten, R., et al. (Red.) (2013). *Verslaving. Handboek voor zorg, begeleiding en preventie*. Maarsen: Springer Media.

5.5.2 Engelstalig

- Mack, A. H., et al. (2005). *Clinical textbook of addictive disorders,* (4th ed.). New York: The Guilford Press.
- Galanter, M., et al. (Eds.) (2014). *The American Psychiatric Press textbook of substance abuse treatment,* (5th ed.). Washington, DC: American Psychiatric Publishing.
- Ruiz, P., & Strain, E. (Eds.) (2011). *Lowinson and Ruiz's substance abuse: A comprehensive textbook,* (5th ed.). Philadelphia, PA: Wolters Kluwer Health/Lippincott Williams & Wilkins.
- Zie verder ▶ www.drugwise.org.uk.

5.6 Tijdschriften

5.6.1 Nederlandstalig

Verslaving, Tijdschrift over verslavingsproblematiek.

5.6.2 Engelstalig

Een compact overzicht van de belangrijkste Engelstalige (internationale) tijdschriften is beschikbaar op ▶ www.parint.org/isajewebsite/journallinks.htm.

Bijlagen

Register – 104

© Bohn Stafleu van Loghum, onderdeel van Springer Media B.V. 2017
J. van der Stel, *Wat elke professional over verslaving moet weten*, DOI 10.1007/978-90-368-1808-7

Register

A

aandachtstekort-hyperactiviteitstoornis. *Zie* ADHD
aanmelding hulp 61
ADHD 85
- middelengebruik van adolescenten met 91
adolescenten 22
Adviescommissie Drugsbeleid 44
afhankelijkheid 18, 19
- fysieke 21
- psychische 20
aids 57
alcohol 2
alcoholbeleid 37
alcoholgebruik
- adolescenten 22
- epidemiologische gegevens over 8
- kosten van 9
- veilige grens 22
- verantwoord 22
alcoholmisbruik 37
ambulante voorzieningen 49, 50
angststoornissen 85

B

basiszorg 50
behandeling
- beleid 46
beleid met betrekking tot kansspelen 45
beloningssyteem 24
beloop van verslaving 23
bemoeizorg 69
bijwerkingen. *Zie* nevenwerkingen
binge drinking. *Zie* piekdrinken

C

cannabis 10, 27, 52
- kwaliteitscontroles 58
- psychische problemen gebruikers 11
casemanagement 70
- voor kinderen van verslaafde ouders 56
coffeeshops 42
cognitieve gedragstherapie (CGT) 74

Commissie Van de Donk. *Zie* Adviescommissie Drugsbeleid
comorbiditeit 84
- prevalentie van 85
- screening en behandeling 86
consultatiebureaus voor alcoholisme 48
criminaliteit 34
- drugsgerelateerde 42

D

depressie 85, 87
detoxificatie 66
- GHB 68
Diagnostic and Statistical Manual of Mental Disorders 5. *Zie* DSM
diagnostiek 61
doseringsgebied 6
Drank- en Horecawet 35, 38
drugs 10
- informatievoorziening 11
Drugs Informatie en Monitoring Systeem (DIMS) 58
drugsbeleid 39
- belang volksgezondheid 40
- gemeentelijk 41
- kosten van 43
- risicobenadering 40
- strafrechtelijke aanpak 41
drugscampagnes 55
drugsgebruik
- adolescenten 22
- veilige grens 22
drugsoverlast 43
DSM 2, 18, 20
dubbele diagnose. *Zie* comorbiditeit
dwang en drang 82

E

e-mental health 78
Early Warning System 58
eerste lijn 38, 50
ervaringsdeskundigheid 97
ervaringskennis 94
ervaringswerker 97
Expertisecentrum Forensische Psychiatrie (EFP) 79

F

farmacotherapie 72
forensische verslavingszorg. *Zie* justitiële verslavingszorg

G

gammahydroxyboterzuur. *Zie* GHB
gebruiksruimten 69
gedeelde besluitvorming 93
gedoogbeleid 34
gedragsverslavingen 2, 5, 14, 29
genderspecifiek verslavingsgedrag 28
genetische invloeden 30
genotmiddelenreglement 54
gespecialiseerde verslavingszorg 49
gewoontegedrag 74
Gezin aan Bod 56
GHB 2
- detoxificatie 68
gokken. *Zie* kansspelen

H

halfwaardetijd 21
Handreiking bemoeizorg 69
Handreiking gebruiksruimten 69
Handvest van Maastricht 94
harddrugs 10
hepatitis 58
heroïneverstrekking 68
hersencircuits. *Zie* neurale circuits
herstel 95
hiv. *Zie* aids
huisarts. *Zie* eerste lijn
hulpverlening 59

I

informatievoorziening. *Zie ook* Nationale Drug Monitor, Jeugdmonitor 11
internationale samenwerking 42
internetbehandeling. *Zie* e-mental health
Interventiematrix Justitiële Verslavingszorg 82
intoxicatie 19, 20
Intramuraal Motivatie Centrum (IMC) 70

J

jeugdbescherming 91
jeugdhulp 91
Jeugdmonitor 12
jeugdsector 58
jongeren 87
- alcoholgebruik 8
- beschermende factoren 89
- Drank- en Horecawet 35
- monitoren 12
- preventie 54, 57
- risicofactoren 88
- tabaksgebruik 9
justitiële verslavingszorg 79
- meervoudige problematiek 80

K

kansspelen 14, 29
- beleid 45
- internet 15
- onderzoek naar 45
kinderen met psychische stoornissen 85
kinderen van verslaafde ouders 56
klinische voorzieningen 51

L

Landelijk Alcohol en Drugs Informatie Systeem (LADIS) 52
Landelijke Centrale Middelen Registratie (LCMR) 52
LEDD (Landelijk Expertisecentrum Dubbele Diagnose (LEDD) 86
leefstijltraining. *Zie* cognitieve gedragstherapie
levensverwachting 23
licht verstandelijke beperking 63

M

Maatregel Inrichting Stelselmatige Daders (ISD) 83
MATE 62, 63
Measurements in the Addictions for Triage and Evaluation. *Zie* MATE
medische gevolgen 21
Meten van Addicties voor Triage en Evaluatie. *Zie* MATE
methadonprogramma 57
methadonverstrekking 67
ministerie van Binnenlandse Zaken en Koninkrijksrelaties 41
ministerie van Veiligheid en Justitie 41
ministerie van Volksgezondheid, Welzijn en Sport (VWS) 41
misbruik 18, 20
- medische gevolgen van 21
- risicofactoren van 21
monitoring 98
monitoring drugsgebruik -en productie 58
motivatie 28
motivatieontwikkeling 70

N

Nationale Drug Monitor 11
neurale circuits 24
- werking op 4
nevenwerkingen 6

O

onderzoek in Nederland 31
onthouding 19
onthoudingsverschijnselen 19, 25
- bestrijden van 71
opiumwet 36
ouderen 92

P

patiëntenperspectief 93
piekdrinken 22
praktische zorg 79
preventie 46, 53
- aids 57
- effectieve 55
- geïndiceerde 56
- hepatitis 58
- jeugd 57
- selectieve 56
- universele 54
probleemdrinker 8
Project Uitgaan & Drugs 54
protocollen 62, 89
- protocol voor indicatiestelling en trajecttoewijzing 62
- protocol voor kortdurende klinische crisisinterventie 64
- protocol voor nazorg 64
psychiatrische stoornissen 84
psychoactieve stoffen
- epidemiologische gegevens over het gebruik van 7
- gebruik van 2
- kenmerken van 3
- risico's van 5
- verslavende werking van 5

psychobiologie van verslaving 24
psychofarmaca 3
psychologische behandeling 75

R

reboundeffecten 21
reclassering 51, 79
regionale monitoring 59
registratiegegevens hulpverlening 52
Richtlijn Detox 66
Richtlijn Gedwongen Ontslag 65
Richtlijn Opiaatonderhoudsbehandeling 67
richtlijnen 89
- implementatie van 92
rijden onder invloed 38
risicofactoren 21
roken. *Zie* tabak
Routine Outcome Monitoring (ROM) 98

S

schadebeperking 68
schizofrenie 85
sensitisatie 20
softdrugs 42
spontaan herstel 21, 23
spuitomruilprogramma 57
Stichting Informatievoorziening Zorg (IVZ) 52
suïcide 65

T

tabak 9
- antirookbeleid 11
tabaksgebruik
- kosten van 11
Tabakswet 36
terugvalpreventie 71
- medicamenteuze 72
tetrahydrocannabinol. *Zie* THC
THC 13, 58
tolerantie 19, 21, 25
Trimbos-instituut 53, 54

V

Verenigde Naties (VN) 42
verslavingsbegeleidings-afdelingen (VBA) 83
verslavingsstoornis 18
verslavingszorg
- financiering 50

vervangingsbehandeling 67
verwijzing hulp 61

W

Warenwet 34
Wegenverkeerswet 38
Wet bijzondere opnemingen in psychiatrische ziekenhuizen (BOPZ) 83
Wet op de Geneesmiddelenvoorziening 36
Wet op de kansspelen 45
Wet Verplichte Geestelijke Gezondheidszorg 83
Wetboek van Strafrecht 37
World Health Organization (WHO) 38

Z

zelf geïnitieerd herstel. *Zie* spontaan herstel
zelfhulp 77
ziektelast 10
zorgstandaarden 91
zwaar drinken 8

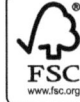

MIX
Papier aus verantwortungsvollen Quellen
Paper from responsible sources
FSC® C105338

If you have any concerns about our products,
you can contact us on
ProductSafety@springernature.com

In case Publisher is established outside the EU,
the EU authorized representative is:
**Springer Nature Customer Service Center GmbH
Europaplatz 3, 69115 Heidelberg, Germany**

Printed by Libri Plureos GmbH
in Hamburg, Germany